MÉTODO DEL DOCTOR SAGRERA

AUMENTA TUS DEFENSAS

MÉTODO DEL DOCTOR SAGRERA

AUMENTA TUS DEFENSAS

integral

CONTENIDO

Gana armonía y vitalidad 8

1. CADA DÍA, MÁS PROTEGIDOS

Pon tus defensas en plena forma 16

Reír, la terapia más divertida 22

Más sanos en el entorno laboral 28

Plan rápido para eliminar toxinas 34

Vivir el momento reduce el estrés 40

Respeta tu ritmo y gana salud 44

2. LA COCINA QUE NUTRE TUS DEFENSAS

Así te influye lo que comes 52

Ajo y cebolla contra los virus 58

Las algas nutren y depuran 59

La ligera alcachofa 60

Los arándanos protectores 61

La avena te hace más fuerte 62

Cítricos, reyes de la vitamina C 63

Crucíferas, mejor al dente 64

Germen de trigo, pequeño gigante 65

La levadura te da más energía 66

Remolacha, la fuerza del color 67

Semillas, pequeño gran tesoro 68

La uva es energía concentrada 69

Las valiosas verduras de hoja 70

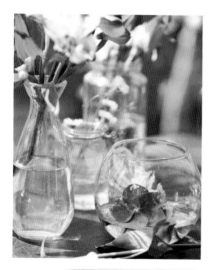

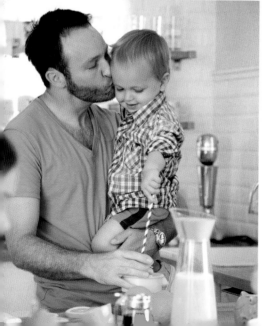

Zanahoria, rica en vitamina A 71

Los zumos más curativos 72

Una dieta ligera te refuerza 76

Aumenta tu potencial inmunitario 78

Cuscús con vegetales 82

Espinacas con almendras 84

Sopa de naranja y calabaza 86

Lubina y puerro con espárragos 88

Revuelto de huevos y gambas 90

Marmitako de salmón 92

Canelones de piña y granada 94

Pastel cremoso de plátano 96

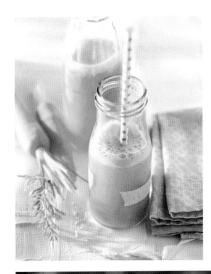

3. LA GRAN AYUDA DE LAS TERAPIAS NATURALES

Qué son la osteopatía y la quiropráctica 100

Más protegidos con homeopatía 106

Plantas contra las infecciones 110

Aromas buenos que te fortalecen 116

Otros aliados para tus defensas 120

4. UNA CASA MÁS PROTEGIDA Y SANA

La salud está en el aire 128

El orden ayuda a ganar serenidad 132

Los hábitos que te revitalizan 138

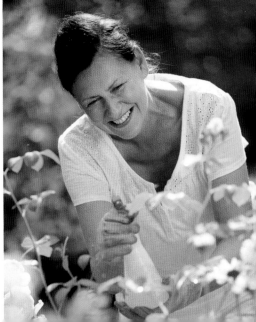

GANA ARMONÍA Y VITALIDAD

Nuestro organismo dispone de defensas para prevenir las enfermedades que van más allá del sistema inmunitario: la dieta, el ejercicio, el descanso, el entorno y una actitud positiva y relajada pueden hacer mucho por cuidar y estimular todos los mecanismos que nos protegen frente a las agresiones externas y que nos ayudan a eliminar toxinas.

● Se habla mucho de ellas pero... ¿qué son las defensas? Engloban una serie de elementos (anticuerpos, células inmunitarias...) que nuestro organismo utiliza para hacer frente a agresiones internas y externas. En su formación intervienen factores como las hormonas, los nutrientes de los alimentos o la composición de la microbiota (la flora intestinal), como podrás comprobar página a página en este manual.

Y es que para conservar la salud es importante que el intestino esté en buenas condiciones –se dice, incluso, que es la primera barrera defensiva–, pero también las mucosas de las vías respiratorias (recuerda que la contaminación y el tabaco las perjudican y reducen la capacidad del organismo para oxigenarse, por lo que luchar contra ambos factores es fundamental).

También es básico que los órganos que actúan como filtros –el hígado y los riñones– funcionen a pleno rendimiento. De lo contrario, las toxinas pueden acabar acumulándose en el organismo, lo que da un trabajo extra a nuestras defensas que puede perjudicarlas.

Las defensas son, en realidad, un complejo conjunto de factores que influyen en nuestra salud.

Todos estos factores son los que la medicina natural tiene en cuenta para estimular nuestro sistema inmunitario y mantener el organismo limpio. Y lo hace potenciando el equilibrio entre todos los sistemas y órganos, que es lo que asegura que el sistema inmunitario propiamente dicho pueda cumplir con su función.

UNA ALIMENTACIÓN NATURAL Y SANA

Escoger con acierto lo que comemos es fundamental para obtener los nutrientes que favorecen el buen estado de la microbiota intestinal sin introducir toxinas en nuestro organismo.

Los ácidos grasos esenciales omega 3, 6 y 9 son especialmente importantes, como verás en el capítulo dedicado a la alimentación. Te adelantamos que una dieta rica en ellos contribuye a que se forme la necesaria grasa de la piel –otra barrera defensiva esencial– y, sobre todo, a que el sistema circulatorio esté en buen estado, evitando que la sangre se espese y que se eleven los niveles de triglicéridos y de colesterol malo (LDL), que pueden acabar generando una arteriosclerosis. Hay que tener en cuenta que si la sangre arterial circula bien, los tejidos y los órganos recibirán el oxígeno que necesitan para funcionar correctamente, lo que acaba beneficiando también a nuestras defensas. El pescado azul, las nueces y el aceite de oliva son buena fuente de estos ácidos grasos esenciales.

Una alimentación equilibrada, en la que abunden los ingredientes naturales, ayuda al buen estado de las defensas.

Las frutas y hortalizas son ricas en antioxidantes, que contribuyen a reforzar el sistema inmunitario.

Por otra parte, a medida que cumplimos años es necesario reducir la proporción de carne roja porque aporta sustancias tóxicas que, en exceso, pueden acabar intoxicando la sangre y el cerebro. Opta mejor por las proteínas del pescado, de las carnes blancas (pollo, pavo y conejo) y sobre todo por las proteínas vegetales que aportan las legumbres (soja, garbanzos, lentejas y habas) que, en combinación con los cereales (quinoa, arroz...), los frutos secos y las semillas pueden tener el mismo valor biológico.

Otro aspecto decisivo que hay que tener en cuenta a la hora de elaborar nuestros menús es que sean ricos en antioxidantes. La gran mayoría de personas se beneficiaría de aumentar las raciones diarias de frutas y hortalizas, que aportan vitamina C, la gran estimulante de las defensas. Se encuentra en todos los cítricos, los kiwis y el pimento rojo. La naturaleza nos da este tipo de frutas cuando más las necesitamos, en invierno, para combatir los virus de gripes y resfriados. En verano, en cambio, las frutas de temporada como el melón y la sandía son muy hidratantes, que también es lo que en ese momento el cuerpo nos pide. Por otra parte, hortalizas y frutas aportan la fibra que favorece la digestión y alimenta la microbiota intestinal.

La vitamina E es otro nutriente crucial para el sistema inmunitario. Protege especialmente la piel y las mucosas internas frente a las infecciones. Esta vitamina se encuentra en las semillas y los frutos secos, y en los aceites de primera presión en frío elaborados a partir de ellos.

¿SON NECESARIOS LOS SUPLEMENTOS?

Una dieta que incluya los alimentos que acabamos de mencionar en su cantidad justa es beneficiosa para las defensas. Pero si la materia prima no es de calidad puede no ser suficiente. ¿El motivo? Los productos cultivados en tierras sobreexplotadas pueden ser pobres en minerales esenciales para las defensas como el selenio, el cinc o el magnesio. Para evitarlo la mejor opción es optar por alimentos de proximidad y, si es posible, ecológicos. En todo caso, si crees que te conviene tomar algún suplemento nutricional lo mejor es que lo consultes con un especialista: él podrá evaluar los nutrientes que necesitas y recomendarte cómo obtenerlos (ya sea a través de la dieta o gracias a suplementos).

Las plantas medicinales son también una ayuda preventiva y terapéutica, como podrás comprobar más adelante, en el capítulo dedicado a las terapias naturales. Pero es importante utilizarlas bien, en las dosis adecuadas, y estando seguros de que no nos van a perjudicar, porque las plantas son medicinas suaves pero también pueden presentar contraindicaciones; por ejemplo, algunas no se pueden tomar durante el embarazo y la lactancia o si se toman medicamentos anticoagulantes.

ESTAR EN FORMA TE PROTEGE

Casi tan importante como la dieta es el ejercicio físico. Y hay un gran número de actividades deportivas que podemos realizar para favorecer nuestra salud: debemos elegir la que se adapte mejor a nuestra edad y condición física, sobre todo al estado de corazón y pulmones. Y, claro está, practicarla de forma regular.

Es evidente que no todo el mundo puede (y quiere) participar en una maratón. Pero si estamos bien preparados, realizamos un calentamiento adecuado y una buena recuperación posterior, el ejercicio siempre es positivo. Correr, bailar, hacer pilates... la oferta deportiva es amplia. Incluso caminar puede convertirse en un estupendo ejercicio si se hace a paso vivo, con un buen calzado y se dedican unos 40 minutos al día (como mínimo, 3 días a la semana). Eso sí, antes de empezar a hacer deporte es imprescindible hacerse una revisión y comprobar que no existen arritmias, hipertensión y otros problemas cardiacos.

En cuanto a las personas que quieren hacer ejercicio para perder peso, es importante recordar que no hay que correr para adelgazar, sino adelgazar para correr. Si se corre con sobrepeso se castigan demasiado las articulaciones. En estos casos nadar o hacer bicicleta es más reco-

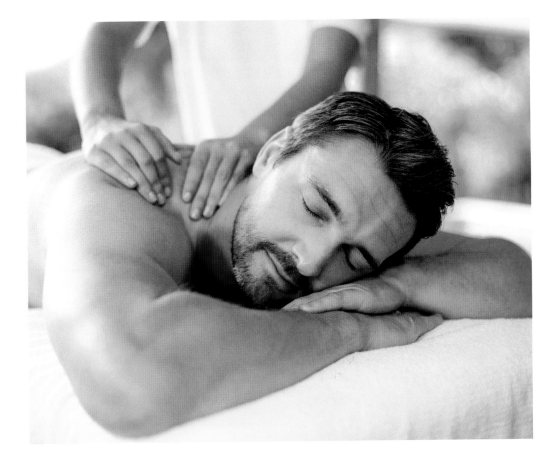

mendable, siempre con moderación y en función de las condiciones individuales.

Para completar el efecto beneficioso del ejercicio físico se puede recurrir a alguna técnica de masaje, como quiromasaje, drenaje o reflexología, que nos ayudarán a conseguir el equilibrio muscular y neurológico. Luego podemos recurrir a la osteopatía como método global para equilibrar las funciones de nuestro cuerpo o bien a la quiropráctica para realizar manipulaciones puntuales a nivel articular.

Otra manera de estimular el sistema inmunitario desde el cuerpo es a través de técnicas de hidroterapia que podemos, incluso, llevar a cabo en casa. Un buen ejemplo de ello es la ducha fría. En un primer momento, la sensación de frío puede no ser agradable, pero sus efectos beneficiosos compensan. Podemos, por ejem-

> Los masajes y las terapias físicas complementan los beneficios de la actividad física regular.

plo, ducharnos con agua caliente y terminar con una lluvia de agua fría. Bastan 30 segundos para producir un estímulo sobre el corazón y la circulación periférica, lo que, paradójicamente, hace que entremos en calor.

CUIDA TU ENTORNO... Y SIÉNTETE MEJOR

La contaminación también influye en el estado de nuestras defensas. Y no hay que pensar en ella como en algo contra lo que no se puede luchar: afortunadamente, con pequeños cambios podemos hacer mucho para que nuestro

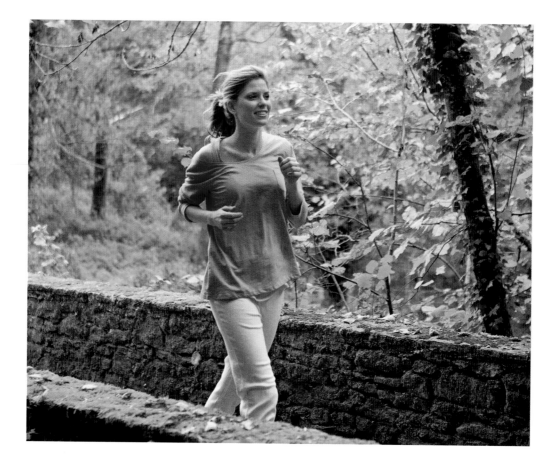

Necesitamos más contacto con la naturaleza para desconectar del estrés y respirar un aire más limpio.

entorno sea más puro. En verano, por ejemplo, para enfriar las casas recurrimos a la mínima a los aires acondicionados, que acaban calentando el exterior. Para evitarlo es mejor optar, en la medida de lo posible, por la ventilación natural (por ejemplo, abriendo las ventanas por la noche) y usar ventiladores. Lo mismo se puede decir de los coches que emiten gases y sustancias responsables en buena medida del cambio climático y de agrandar el agujero de la capa de ozono. Antes de pensar en ellos como la única opción para desplazarte, valora si puedes hacer ese trayecto en transporte público, caminando o en bicicleta. Y para compensar los efectos de un entorno que a menudo no es saludable debemos buscar cuando sea posible –durante fines de semana, vacaciones, etc.– el contacto con la naturaleza. La montaña o la playa producen multitud de estímulos positivos. En un bosque, por ejemplo, respiramos los compuestos volátiles generados por las plantas, que tienen un efecto muy positivo. Existen estudios que prueban su capacidad para reducir la presión arterial, mejorar el estado de ánimo e, incluso, disminuir el riesgo de cáncer. Recordemos que formamos parte de la naturaleza: reencontrémonos con ella y aprovechemos sus propiedades.

Al estar al aire libre también nos beneficiamos de las radiaciones solares. Nos hemos acostumbrado a pensar solo en la parte negativa del sol, pero tiene muchos efectos positivos. El mayor de todos es seguramente que permite la producción de vitamina D en la piel, que es esencial para nuestras defensas. En invierno debemos exponer la cara y los brazos al sol durante un rato cada día para sintetizar vitamina D. Esto deben tenerlo especialmente en cuenta las personas que salen muy temprano de casa, trabajan en un edificio y no salen de él hasta el anochecer. En verano, en cambio, hay que evitar el sol en las horas centrales del día –entre las 11 y las 5 de la tarde– y recurrir a cremas con la protección solar adecuada a cada tipo de piel.

En cuanto a la contaminación acústica, el exceso de ruidos desagradables afecta a nuestros sistemas nervioso y hormonal, lo que puede acabar perjudicando a nuestras defensas. Producen insomnio, lo que nos hace sentir cansados, irritables y puede bajarnos las defensas. Algo similar puede decirse de la contaminación lumínica, que nos afecta a través de las pantallas de ordenadores, tabletas, móviles y televisión. Emiten un tipo de luz que impide descansar bien por la noche –y, por tanto, regenerarnos–, así que es mejor evitarlas durante las horas previas al sueño.

También hay que tener en cuenta la contaminación electromagnética causada por los teléfonos móviles, los inalámbricos, los routers wifi... Aunque actualmente se está investigando sus posibles efectos en la salud, y no hay una conclusión clara al respecto, el principio de precaución y el sentido común nos dicen que debemos reducir lo máximo posible la exposición a todas estas tecnologías. Incluso conviene limitar el tiempo que dedicamos a estar conectados a internet, el correo electrónico y las redes sociales porque el estímulo, si es excesivo, también puede acabar provocando desequilibrios.

UN DESCANSO REALMENTE REPARADOR

Dormir las horas suficientes y con una profundidad y calidad de sueño que nos permita despertarnos descansados y con energía es básico para potenciar nuestras defensas, como podrás comprobar en el capítulo que dedicamos a la cronobiología. Para favorecer el sueño y la recuperación física y mental, en las horas previas

> Cultivar una actitud positiva en todo momento también potencia el buen funcionamiento de las defensas.

a irse a dormir hay que ir reduciendo gradualmente la actividad para acostarse sin tensiones. La cena debe ser ligera para que una digestión pesada no produzca molestias que alteren el sueño. Por otra parte, una siesta corta después de comer puede ser recomendable.

VIVIR MÁS TRANQUILOS E ILUSIONADOS

El estado psicológico también afecta a las defensas porque se refleja en el funcionamiento de los sistemas nervioso, hormonal e inmunitario. Todo está íntimamente relacionado. Es importante saber cómo enfrentar el estrés y las preocupaciones. Cuando nos sintamos nerviosos podemos hacer un alto y realizar ejercicios respiratorios. Si nos agobia un problema, hay que buscarle solución.

Una actitud negativa tiene una serie de consecuencias en cadena que afectan a la salud a medio y largo plazo. Vamos a segregar menos serotonina y vamos a descansar peor. También se va a modificar la composición de la microbiota intestinal... Estas alteraciones pueden favorecer el desarrollo de distintas enfermedades.

La clave es cultivar en todo momento una actitud positiva. Si estamos contentos, esperanzados, confiados, no habrá sitio para el miedo, la ansiedad o la tristeza, que disminuyen las defensas. Además de permanecer relajados tenemos que pensar, reflexionar para tomar decisiones correctas, ya sea en el terreno de la alimentación, los hábitos, el trabajo o las relaciones personales. Las personas con ilusiones tienen facilidad para experimentar emociones positivas que generan un estímulo hormonal.

Es necesario reservar tiempo para cuidarnos: para cocinar, para hacer ejercicio, para relajarse... ¡Podemos hacer muchas cosas, que exigen poco esfuerzo y proporcionan placer, para mantener nuestras defensas en forma! Quizá no podamos evitar absolutamente todas las enfermedades, pero seguro que viviremos mejor.

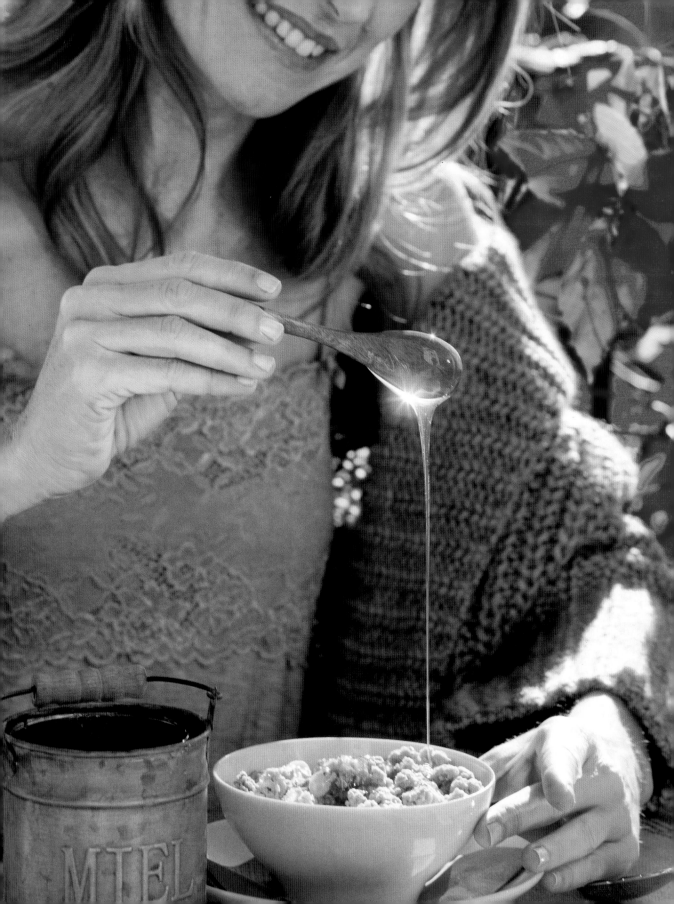

1. CADA DÍA, MÁS PROTEGIDOS

PON TUS DEFENSAS EN PLENA FORMA

Conservar la salud depende en buena parte del estado de nuestras defensas, es decir, de nuestro sistema inmunitario. Este es el encargado de descubrir y eliminar tanto virus y bacterias como células enfermas que pueden dar lugar a una alteración. La buena noticia es que puedes reforzarlo cada día de muchas maneras: te las mostramos.

● La época del año en que más nos acordamos de nuestro sistema inmunitario es en otoño y en invierno. Es entonces cuando somos más vulnerables a los virus de la gripe y los resfriados, y sabemos que nuestras defensas son las encargadas de evitar las infecciones. Pero también están para evitar otras enfermedades, algunas de ellas graves, como el cáncer. Cuanto más fuerte se encuentre tu sistema inmunitario, más opciones tendrás de evitar tanto las pequeñas alteraciones de la salud como las graves.

DISPONES DE UN EJÉRCITO QUE TE PROTEGE

Tu organismo y los virus libran auténticas batallas en tu cuerpo y el sistema inmunitario constituye la primera línea de defensa. Las células que conforman este sistema actúan como «soldados». Cuando los virus logran entrar en el cuerpo, tu ejército les ataca. Los virus pueden superar esa primera barrera, pero si tu sistema inmunitario está en forma puede responder preparando una «segunda ofensiva de soldados», y tienes muchas más posibilidades de curarte.

Las células «soldado» que forman parte del sistema inmunitario son realmente eficaces. Las células fagocíticas «hacen guardia» en ciertos órganos y esperan la llegada de virus o bacterias (a los que reconocen de forma natural) y los «devoran». Y, si eso no ocurre, entran en juego «los especialistas», los que podríamos describir como «cuerpos de operaciones especiales»: los linfocitos B y T, son células altamente especializadas que reconocen a nuevos microorganismos invasores y generan clones de células (y anticuerpos) para «bloquearlos».

Inevitablemente, los virus conseguirán invadir algunas de nuestras células y las bacterias patógenas las dañarán, pero nuestro cuerpo aún posee otro regimiento de élite, compuesto por las llamadas «célu-

■ ASÍ SE FABRICAN

El sistema inmunitario se localiza en puntos diseminados del cuerpo de cuya existencia apenas somos conscientes.

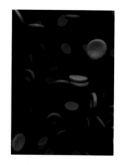

El timo y la médula ósea. Las defensas se «fabrican» en estas glándulas donde maduran los linfocitos, y también en los ganglios linfáticos, el bazo y los tejidos linfoides.
Almacenes «extra». Hay órganos que se creían «inútiles», como las amígdalas o el apéndice, pero ahora sabemos que son «almacenes» de defensas.
Transporte. Los linfocitos viajan por el torrente sanguíneo y la linfa para llegar rápido al foco infeccioso.

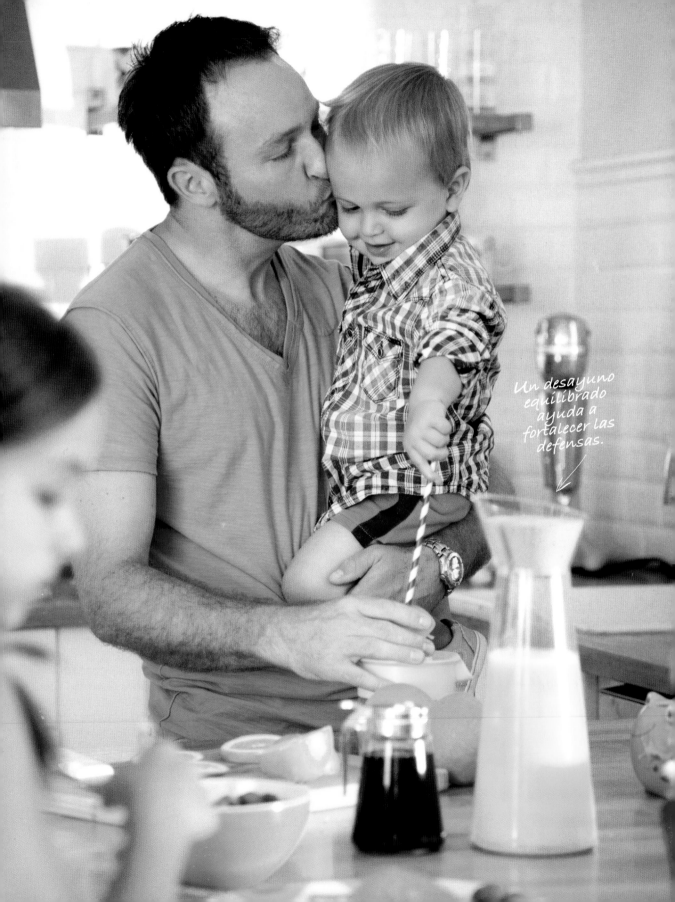

Un desayuno
equilibrado
ayuda a
fortalecer las
defensas.

◼ ¿ESTÁ BAJA TU INMUNIDAD?

El sistema de defensas es complejo (está formado por células y moléculas diferentes) y no hay pruebas que verifiquen si está débil.

Los análisis no dicen que las defensas estén «bajas». Es común decir «debo tener las defensas bajas», pero en realidad no hay nada que baje en tu organismo cuando tu sistema inmunológico no está al 100%.

Los glóbulos blancos están relacionados con el sistema inmunológico, pero que haya pocos no quiere decir que las defensas fallen. Al contrario, eso incluso puede indicar que están demasiado «activadas», como ocurre en algunas enfermedades de tipo autoinmune.

Una gripe tampoco se detecta con una analítica. La mayoría de las personas enfermas, si se hicieran un análisis de sangre, no presentarían ninguna alteración significativa. Y es que los glóbulos blancos son solo una parte del sistema inmunológico.

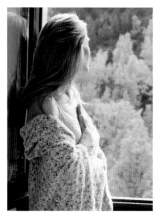

las asesinas naturales», descriptivo nombre para unos agentes que son capaces de eliminar a las propias células infectadas o dañadas.

Además, tu ejército defensivo aprende. Cada día es mejor. Una parte de tu defensa es innata, pero otra la vas adquiriendo con el tiempo: los linfocitos «memorizan» los microorganismos que van encontrando y, si vuelven, ya saben cómo bloquearlos rápidamente. Esta memoria es la que explica que una vez se ha sufrido una enfermedad vírica, como la varicela, por ejemplo, o una determinada cepa del virus de la gripe, nos volvamos inmunes, invulnerables a ese microorganismo.

ASÍ ES TU ENEMIGO

Si la temperatura baja, él se fortalece. El principal responsable de los resfriados se llama rinovirus, un «bichito» que siente predilección por el frío. Por eso, en otoño e invierno es más virulento y cuando una persona que lo tiene tose a menos de un metro de distancia, es muy posible que nos contagie. Lo mismo ocurre con el influenzavirus, el causante de la gripe. Lo dice un estudio publicado en la revista científica *PNAS*.

Los virus tienen la capacidad para sobrevivir en tus manos varios días. Hasta ahora se pensaba que tras permanecer unas horas en las manos morían, pero se ha comprobado que no es así. Pueden vivir hasta 7 días allí. Otro dato: la mitad de quienes tocan un objeto contaminado acabarán padeciendo la infección por tocarse luego la nariz, la boca o los ojos. Por eso, las campañas preventivas recomiendan lavarse las manos a menudo. También es importante evitar el contacto con superficies muy ma-

noseadas por otras personas. Las áreas que más gustan a los rinovirus son las lisas, como las de los teléfonos móviles, los interruptores, los picaportes de las puertas, los teclados o los pasamanos de las escaleras. En cambio, no sobreviven tan bien sobre los materiales porosos como los pañuelos de papel y la ropa de algodón.

SIEMPRE ES ADECUADO POTENCIAR LA INMUNIDAD

Nos interesa que las defensas estén fuertes o, mejor dicho, bien entrenadas. Sobre todo se ha de prestar atención si se producen síntomas como cansancio y, también, infecciones repetidas.

Muchas veces esos síntomas tienen relación con un cuerpo demasiado intoxicado o un medio ambiente de dudosa calidad. En esos casos puede ser necesario favorecer la desintoxicación del organismo, eliminar focos de infección local –en las amígdalas, la boca u otras partes del cuerpo– y restaurar el equilibrio entre el cuerpo y el entorno poniendo orden y procurando limpieza y bienestar. Una mala reacción al frío y las pequeñas infecciones de repetición pueden ser señal de que el sistema inmunitario no anda bien.

UNA ADAPTACIÓN NECESARIA

Ahora bien, quizás estemos buscando un remedio o un fármaco que aumente las defensas o la inmunidad. Hay que saber que ese remedio o fármaco único no existe. Con lo que contamos es con plantas, alimentos, técnicas y estrategias que ayudan a equilibrar la inmunidad que ya tiene el propio cuerpo. Todo consiste en saber potenciarla y cuidarla. Pero hoy, más

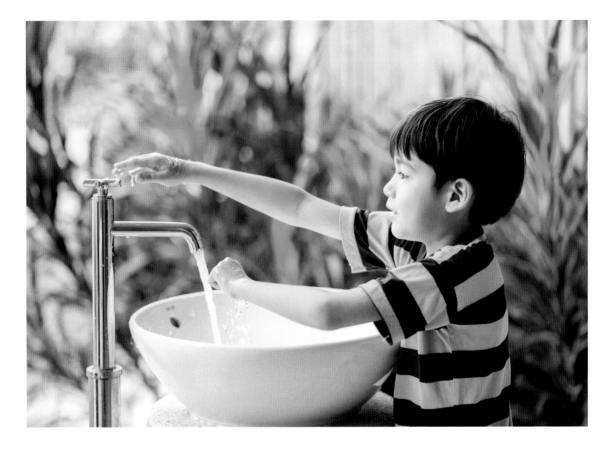

Lavarse las manos a menudo es fundamental para evitar los contagios de gripes y resfriados. Piensa que los virus pueden llegar a sobrevivir hasta 2 días en las superficies contaminadas.

que de defensas fuertes se habla de buena adaptación al medio: la capacidad de supervivencia y de mantenerse sano ante diversos tipos de enfermedad. En nuestras latitudes, el invierno pone a prueba al organismo sobre todo por la dificultad que tiene de adaptarse al frío.

El éxito de esta adaptación depende principalmente del entrenamiento a condiciones hostiles; para entrenarse se requiere una buena orientación y disciplina. La clave es

estimular y poner a punto la capacidad del organismo para aclimatarse y curarse a sí mismo.

En estas líneas vamos a esbozar una pequeña guía de entrenamiento para mejorar la forma física y poner a punto los sistemas de adaptación y tolerancia. La fortaleza de tus defensas depende en un 75% de los hábitos de vida, según ha demostrado una reciente investigación del Instituto Whitehead para la Investigación Biomédica de

Cambridge en Estados Unidos. Te mostramos todo lo que está en tu mano para reforzarlo.

DARSE UNA TREGUA, DESCANSAR Y REÍRSE

El sistema inmunitario se debilita con la falta de descanso. Un estudio sometió a grupos de individuos a una privación del sueño durante tres días, analizando el efecto sobre las defensas. Los resultados fueron esclarecedores: se observó una

El equilibrio anímico, la risa y las emociones positivas mejoran sensiblemente la inmunidad. De esta manera, el riesgo de contraer todo tipo de enfermedades es menor.

disminución de los linfocitos A y T, así como una actividad intensa del aparato de defensa que resulta muy similar a la que se produce durante el ataque de un virus o bacteria.

La angustia y la depresión destruyen igualmente las defensas. Sin embargo, de la higiene mental quizás el efecto más estudiado es la risa. Esta mejora sensiblemente la inmunidad y reduce el riesgo de contraer ciertas enfermedades, como resfriados y gripes, y hasta de sufrir estrés. Aumenta el ritmo cardiaco y la presión sanguínea y los músculos de todo el cuerpo se relajan. Después, la presión sanguínea desciende por debajo de los niveles iniciales y el cerebro libera endorfinas, los mismos reductores del estrés desencadenados por el ejercicio y que proporcionan una sensación de bienestar y euforia. Además, se eleva la inmunoglobulina A, un anticuerpo, es decir, otro agente inmunitario que se encuentra en la piel y las mucosas.

NO TE OLVIDES DE CUIDAR TU MUNDO EMOCIONAL

Sí, también importa lo que sientes. Desechar los pensamientos, sentimientos y emociones perturbadores, centrándose en una actividad agradable, pacífica y serena ayuda a respetarse y a trabajar constantemente por la propia salud y la de quienes nos rodean.

Son numerosas las investigaciones científicas que han demostrado, sin lugar a dudas, que la tristeza, la depresión o la angustia van acompañadas de una importante bajada de las defensas. En cambio, el optimismo, la esperanza y la alegría previenen las enfermedades y aceleran la recuperación en caso de que se sufra un trastorno.

Por otra parte, hay que buscar entornos que favorezcan las emociones positivas y, si estos no son buenos, hacer que lo sean. Hay que desterrar de nuestra vida las emociones negativas como la envidia y la ira. Estas reacciones que destruyen nuestro equilibrio pueden sustituirse por generosidad, paciencia, humildad, diligencia y aprecio por lo bello y lo bueno.

Si nuestro comportamiento y nuestro entorno se impregnan de estas actitudes, actuarán como bálsamos y, lo que es mucho mejor, como una verdadera higiene preventiva. Las emociones positivas forman parte de nuestro sistema inmunitario. La salud tiene mucho que ver con quererse bien a uno mismo y también a los demás.

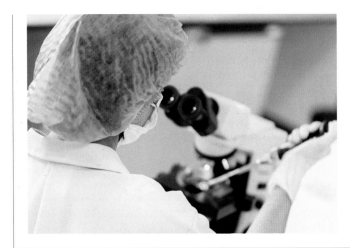

■ ASÍ TE AYUDAN

Cada célula inmunitaria tiene una función específica y crucial en la defensa.

Neutrófilos: Son los primeros en aparecer para eliminar microorganismos invasores.

Macrófagos: Se tragan literalmente los virus y bacterias patógenos.

Linfocitos B: Producen anticuerpos que inactivan a los invasores.

Linfocitos T: Participan en la producción de anticuerpos y ayudan a los macrófagos.

Linfocitos T citotóxicos: Eliminan células infectadas por virus.

Célula dendrítica: Reconoce a los invasores y sabe cómo eliminarlos.

Pasear por
espacios verdes
a menudo reduce
el estrés y, con
ello, el riesgo
de depresión.

REÍR, LA TERAPIA MÁS DIVERTIDA

La risa, altamente contagiosa, fortalece el sistema inmunitario, rebaja las tensiones y alivia el estrés. Es, por tanto, la fuente de bienestar más accesible y agradable. Además, estrecha el vínculo con otras personas. A veces, una buena sonrisa a tiempo vale más que mil palabras que, al fin y al cabo, no podrán nunca expresar lo mismo.

● En 1950, al ingeniero norteamericano Charles Douglass se le ocurrió una idea brillante con la que revolucionó la televisión. Se había percatado de que cuando alguien estallaba en carcajadas, acababa contagiando a quien tenía a su alrededor. En aquel entonces trabajaba en una cadena televisiva y se le ocurrió grabar a gente riendo y poner esas grabaciones en los programas de humor y en las comedias que se filmaban sin público. No hizo falta mucho tiempo para darse cuenta de que a los espectadores, en sus casas, les parecían más graciosos los gags, tendían a reír más y consideraban la serie más divertida.

LA RISA ES MUY CONTAGIOSA

Es un lenguaje innato y universal, como la música. Los bebés esbozan sus primeras sonrisas a los tres meses. Un adulto ríe de media unas 17 veces al día mientras que los niños pequeños pueden llegar a nada menos que ¡2.000 carcajadas diarias! Se ha demostrado que reír es una de las mejores medicinas naturales de que disponemos: protege física y psíquicamente, hace sentir bien, mejora el sistema inmunitario y combate el estrés y la tristeza. Además, en muchas ocasiones ayuda a proporcionar un contexto a las palabras y a evitar malentendidos.

Hace dos décadas, la risa comenzó a despertar la curiosidad de los neurocientíficos. ¿Para qué nos habría dotado la evolución de esta capacidad y de sentido del humor? En la naturaleza, es cierto que algunos animales parecen reír. Basta con buscar en YouTube para hallar vídeos de investigadores haciéndoles cosquillas a monos, perros, gatos e incluso ratas que se revuelcan desternillándose de risa.

No obstante, aunque ellos también ríen, solo los seres humanos poseemos sentido del humor y usamos la sonrisa y la carcajada para empatizar. Cuando reímos, se activan en el cerebro las mismas áreas

■ EL SENTIDO DEL HUMOR NOS ATRAE

La risa no solo es buena para nuestro organismo por ser relajante, sino que es determinante a la hora de encontrar pareja.

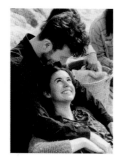

Para la selección sexual la risa y el sentido del humor son aspectos importantes. En general, se encuentra más atractivas a las personas con un buen sentido del humor, pues inconscientemente denota inteligencia, creatividad y amabilidad e indican que el otro es capaz de desenvolverse con flexibilidad. Además, las risas bonitas, como la de los bebés, tienen la proporción áurea, que guardan las cosas de la naturaleza que nos resultan bellas.

Un adulto ríe unas 17 veces al día y los niños pequeños pueden llegar a las 2.000 carcajadas.

■ RISOTERAPIA EN CASA

Estos ejercicios invitan a reírse y a sentirse mejor con uno mismo y con los demás. Los puedes realizar tranquilamente en tu casa.

Revisa con humor un problema. Puedes pensar en una situación que te angustie y nombrarla en voz alta, primero serio; luego repítela tres o cuatro veces canturreando; a continuación hazlo como si lloraras amargamente; y acaba diciéndola en voz alta y riendo a carcajadas. La pesadumbre disminuirá.

Hazle cosquillas. Hacérselas en pareja, entre amigos o con los hijos pone de buen humor, permite pasar un rato divertido y estrecha lazos.

Habla con un lápiz en la boca. Lo propone el divulgador científico Eduard Punset: con el lápiz entre los dientes intenta contarle algo a alguien; acabaréis por reír. Además, al hablar tus gestos serán similares a los de la risa y eso engañará al cerebro, que empezará a segregar serotonina.

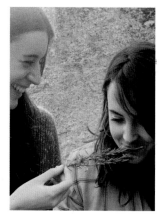

implicadas en habilidades para establecer lazos con otras personas y para resolver problemas. De ahí que muchos neurobiólogos concluyan que tanto la risa como el sentido del humor son estrategias evolutivas que han aumentado nuestras posibilidades de supervivencia.

RISAS SALUDABLES

Se sabe que en la risa actúa el sistema límbico. Esta parte del cerebro, la más primitiva, se encarga de gestionar las emociones y de llevar a cabo acciones que garanticen nuestra supervivencia, como inducir la sensación de hambre para que nos alimentemos. También la amígdala y el hipocampo se activan cuando reímos; ambas regiones se conectan y entran en acción en la expresión del amor, el afecto, la amistad y también el humor.

Una nueva rama de la ciencia, la psiconeuroinmunología, estudia las interacciones entre esas regiones del cerebro y el sistema inmunitario. Se ha comprobado que las personas risueñas gozan, en general, de mejor salud, tienen menos riesgo de sufrir un infarto y suelen vivir más. También se ha descubierto que reír refuerza las defensas al aumentar la actividad de los linfocitos T, que son las células inmunitarias; disminuye los niveles sanguíneos de cortisol, la hormona que aumenta la presión sanguínea y la frecuencia cardiaca; e incluso estimula la producción de proteínas como el interferón gamma, que lucha contra virus y tumores.

ANALGÉSICA Y ANTIDEPRESIVA

Reír estimula la producción de endorfinas, unas moléculas asociadas a la sensación de placer, y reduce el nivel de ciertas hormonas relacio-

nadas con el estrés y la ansiedad. De ahí que sea una buena manera de mitigar el dolor en caso de dolencias como la artritis, el reumatismo o la fibromialgia.

Al sonreír o reír también se segregan serotonina, de poder calmante, y adrenalina, que potencia la creatividad y la imaginación. Las preocupaciones se disipan y se siente alivio, puesto que disminuye la presión psíquica.

La risa puede resultar catártica. Según la Asociación Americana del Humor Terapéutico, muchas personas se guardan el enfado, la tristeza o la rabia, y la risa ayuda a liberar esas emociones de forma inocua, por lo que se emplea a menudo en terapias destinadas a mejorar la gestión de las emociones y del estrés. Es más, cada vez más hospitales incorporan talleres de risoterapia para acelerar la recuperación de sus pacientes. «He visto personas que han descubierto que, a pesar de que están en pleno tratamiento de quimioterapia, pueden tener momentos de diversión y que no pasa nada; al contrario, la mayoría manifiestan sentirse mejor y más relajadas y tranquilas al acabar las sesiones», afirma al respecto Rossana Miralpeix, psicooncóloga, que continúa: «Reír les permite desconectar y eso repercute en su bienestar personal: en ocasiones incluso disminuye el dolor y aumenta la actitud positiva».

COMO SI SE HICIERA EJERCICIO

Los beneficios de reír no se detienen ahí. En el plano fisiológico, reír aumenta la presión sanguínea y el latido cardiaco, incluso acelera la respiración, lo que provoca que la sangre esté más oxigenada y bañe mejor todos los tejidos del cuerpo; eso propicia la reparación de las células

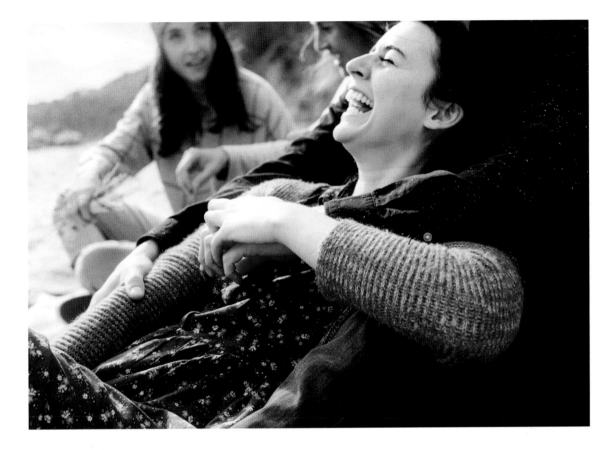

Cuando no se expresan emociones como el enfado, la tristeza o la rabia se vive en una tensión perjudicial. La risa ayuda a liberar toda esa emoción contenida de forma inocua.

y, al mismo tiempo, aumenta la flexibilidad muscular.

¿Sabías que cada vez que reímos se activan cerca de 400 músculos? William Fry, psiquiatra y profesor de la Universidad de Standford, y uno de los creadores de la terapia familiar, investigó durante tiempo los efectos fisiológicos de la risa y vio que eran similares a los del ejercicio anaeróbico moderado. Así, decía Fry, reír unas 100 veces o entre 5 y 10 minutos puede equivaler hasta a 15 minutos haciendo ejercicio en una bicicleta estática.

Asimismo, al reír se desplaza el diafragma y los pulmones mueven 12 litros de aire –el doble de la cantidad habitual–, lo que amplía la respiración. También se estimula la digestión, pues se hace vibrar al hígado; se alivia el estreñimiento, mejora la eliminación de bilis, se acelera el metabolismo basal y se tonifican los músculos faciales. Además, las carcajadas generan una sana fatiga que resulta un antídoto excelente contra el insomnio.

ENSEÑA A RELATIVIZAR
Aunque la risa y la felicidad no tienen por qué coincidir, las dos son genuinamente humanas y universales. La felicidad pasa por llevarse bien con uno mismo y con el entorno, y para ser feliz resultan esenciales las relaciones con los demás, así como una forma positiva de tomarse la vida. Si uno es capaz de reírse

La psiconeuroinmunología, que estudia las interacciones entre la mente y el cuerpo, ha confirmado que las personas risueñas gozan en general de mejor salud y suelen vivir más.

de sí mismo, de los impedimentos que se encuentra, es que los puede superar. Al tomárselos con humor, se relajan las tensiones y se es capaz de percibir que las situaciones no son tan trágicas como parecen.

Esto, precisamente, es uno de los pilares de la risoterapia, que convierte a la risa en una excelente herramienta terapéutica que permite mejorar nuestra calidad de vida y nuestra salud. Reír permite enfrentarse a los obstáculos diarios desde perspectivas más creativas y ayuda a las personas a sentirse mejor consigo mismas y con su entorno.

SOLUCIONA PROBLEMAS

Reír es un acto social, psicológico y biológico. Creen los científicos que es un mecanismo desarrollado para establecer relaciones con los demás, puesto que con una sonrisa o una carcajada se clarifican intenciones, se otorga un contexto a las palabras, un tono, y se dan pistas acerca de la intención de lo que se dice. Pedro C. Marijuán, investigador del Instituto Aragonés de Ciencias de la Salud, en Zaragoza, lleva más de una década dedicado al estudio de la risa. Para él, es una herramienta para solucionar problemas. Explica que a medida que las comunidades fueron creciendo, se comenzaron a producir más desencuentros, debido en buena medida a la imprecisión del lenguaje. Se necesitaba, pues, una herramienta que permitiera suavizar tensiones. Quizás entonces surgió la risa.

Seguramente, estuvo ligada al desarrollo del neocórtex, el llamado cerebro social, que permite establecer relaciones sociales en grupos grandes y complejos como los nuestros, en los que es fácil interactuar a diario con decenas o cientos de personas. La risa funciona a modo de pegamento, nos identifica con nuestro grupo y nos diferencia de otros. Además, sirve de apoyo al lenguaje como mecanismo de relación. Donde no llegan las palabras, llegan las carcajadas.

La risa estimula la creación de lazos sociales. De ahí que sea más frecuente que nos riamos en compañía que cuando estamos solos.

REÍR ES SIGNO DE INTELIGENCIA

Pero ser risueño no implica tener sentido del humor, aunque es evidente que está relacionado. De hecho, reír, con todos los beneficios que comporta, es la recompensa que obtiene el cerebro gracias al humor, que es exclusivo del ser humano porque requiere un pensamiento

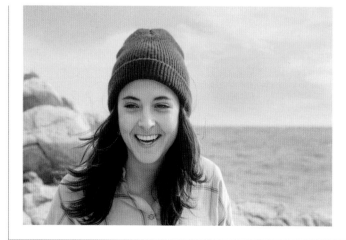

■ ¿CON QUÉ VOCAL RÍES?

Hay quien afirma que reír con una u otra vocal tiene diferentes efectos.

JA. Hace vibrar los riñones, la cadera y el vientre. Activa las glándulas suprarrenales.
JE. Vibra bajo las costillas. Libera energía hepática, biliar y muscular.
JI. Vibra en el cuello y el corazón. Actúa en el sistema nervioso, tiroides e intestino delgado.
JO. Su vibración se nota en la cabeza e incide en hipófisis, pituitaria y el hipotálamo.
JU. Activa toda la zona pulmonar. Devuelve el equilibrio del intestino grueso afectado por los nervios y el estrés.

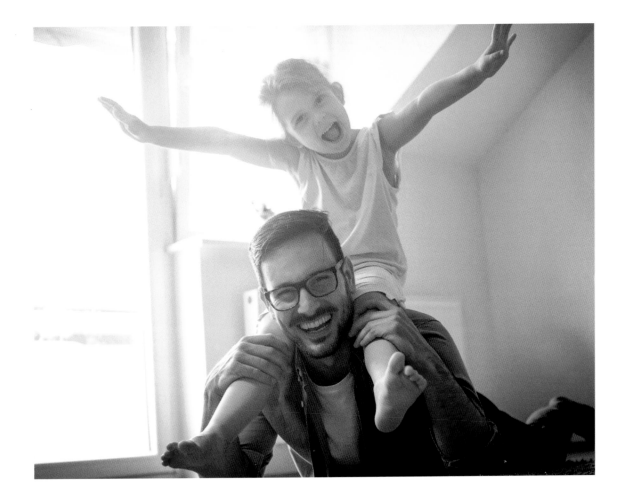

complejo. Es el resultado de la capacidad que tenemos de elaborar juicios rápidos, intuitivos, ante una situación determinada. Es eso, justamente, lo que nos ha garantizado la supervivencia. La ciencia cree que el humor ha ejercido un papel esencial en la evolución.

El humor se produce cuando se engaña al cerebro, se le expone a una situación en la que cree reconocer un patrón, y de pronto se le sorprende con otra solución.

Para poder reírse, señala Francisco Mora, neurobiólogo y catedrático de Fisiología, hay que poner en marcha mecanismos cognitivos y emocionales. Primero, es necesario entender el chiste, que nos hará más o menos gracia en función de la emoción que suscite. Si nos resulta gracioso, la dopamina inunda el cerebro y provoca la sonora carcajada.

CONTAR Y ESCUCHAR CHISTES
Aunque parece algo normal y fácil, somos capaces de reír gracias a que tenemos un cerebro sumamente flexible, capaz de pasar de una situación lógica a otra absurda en un santiamén. Que nos haga más o menos gracia o ninguna, depende de la cultura, el sexo y la edad. A los niños, por ejemplo, les hace reír todo lo escatológico (se desternillan de risa solo con decir «caca»), mientras que a los adolescentes les hacen mucha gracia los contenidos de tipo sexual. Mora, considera que explicar y escuchar un buen chiste es sumamente placentero. Desencadena las mismas sensaciones de bienestar que un abrazo o una conversación con amigos, y activa las mismas áreas cerebrales que situaciones que se producen en un contexto social. Reír es la terapia más directa para sentirse feliz.

MÁS SANOS EN EL ENTORNO LABORAL

Pasamos muchas horas en el trabajo, y sentirse a gusto en el espacio, con los compañeros y con la función que desempeñamos, es fundamental para ganar bienestar y reducir el estrés, lo que puede acabar beneficiando a tus defensas. Si sientes que últimamente la rutina y las tensiones laborales te empiezan a afectar, te sugerimos cómo darle la vuelta a la situación.

● En la historia de la humanidad, el trabajo ha garantizado la supervivencia de nuestra especie y ha sido el motor de la evolución social y tecnológica que hoy conocemos. Pero nuestros antepasados desarrollaban su labor en contacto con la naturaleza: trabajaban la tierra siguiendo el ritmo armónico que marcaban las estaciones y veían crecer los frutos. En la sociedad moderna, en cambio, la mayoría de personas que vivimos en las ciudades pasamos buena parte de la vida entre ordenadores, papeles, paredes, cristales y prisas.

Y lo hacemos en edificios cerrados y a menudo contaminados, en los que no hay mayor contacto con el medio ambiente que el procedente de la luz exterior o de alguna planta que nos alegre la vista.

Centradas en la mente y condicionadas por el modelo jerarquizado de las empresas, por la precariedad laboral o por las susceptibilidades surgidas a veces con compañeros, muchas personas se levantan a golpe de despertador ya cansadas, atisbando en la agenda el momento mágico del próximo puente o las próximas vacaciones, esos paraísos fugaces que permiten reencontrarse con uno mismo.

VER LA PARTE POSITIVA

¿Qué ocurriría si se pudiera cambiar esa sensación rutinaria y frustrante, y hacer de las horas de trabajo una sucesión de momentos creativos en los que, aparte de ganarse la vida, fuera posible sentirse felices, desarrollar nuestros conocimientos, servir de ayuda a los demás y aprender a ser mejores personas con los recursos que nos han sido dados?

Gibran Khalil Gibran, en su precioso libro *El Profeta*, habla de la importancia de realizar el trabajo con amor para dar un sentido a la vida: «Trabajar con amor es tejer la tela con hilos extraídos de vuestro corazón, como si el ser amado por voso-

■ LA DESMOTIVACIÓN INFLUYE

La falta de interés en el trabajo acaba repercutiendo en tu ánimo y en tu salud. Pero puedes cambiar la situación.

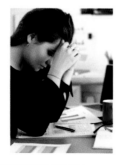

Analiza cuál es la razón de la desmotivación. Observa los factores que te han conducido al momento actual tan improductivo.

Piensa en qué se puede hacer para salir de ese círculo vicioso que impide trabajar con ganas. Huye de posturas victimistas y derrotistas, y busca qué puedes aportar de nuevo para que las cosas cambien.

Habla con los compañeros o con los jefes. Los demás no pueden descubrir lo que nos pasa si no lo decimos.

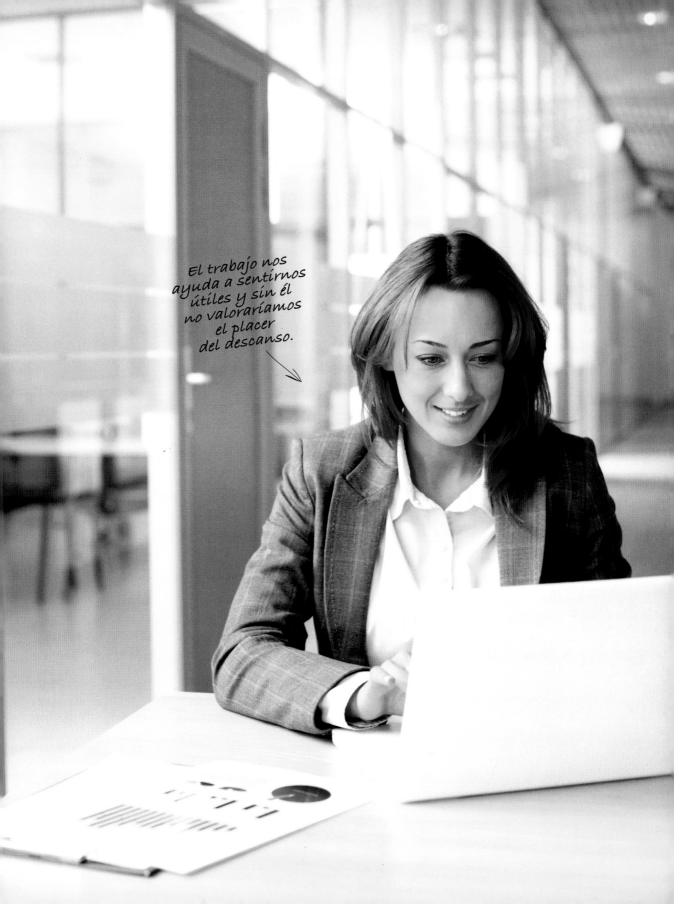

El trabajo nos ayuda a sentirnos útiles y sin él no valoraríamos el placer del descanso.

■ MAS RELAX, MÁS DEFENSAS

Esta técnica combina respiración con visualizaciones. En situación de estrés puede ser útil y practicarse en cualquier lugar.

1. Respira profundamente por la nariz. Retén el aire unos segundos y expúlsalo poco a poco. Repite dos veces.

2. Por tercera vez, llena los pulmones de aire y tensa los brazos, el cuello, los hombros, la cara y las piernas. Mantén la tensión durante unos segundos.

3. Ahora empieza a soltar el aire a la vez que vas aflojando los músculos tensados y repite mentalmente: «Calma, no hay de qué preocuparse».

4. Vuelve a repetir dos veces el ejercicio de inspirar seguido de una espiración, relajación y calma, cada vez más calma.

5. A continuación, visualiza una escena relajante. Mientras, respira profunda y pausadamente.

6. Para finalizar, respira hondo y sal lentamente de la situación vivida en la imaginación.

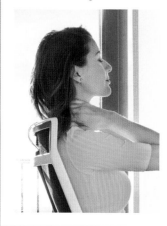

tros fuera a usar esa tela. Es levantar una morada con cariño, como si el ser más amado por vosotros fuera a vivir en ella. Es sembrar con ternura y cosechar con alegría, como si el ser más amado por vosotros fuera a alimentarse con los frutos. Es infundir en todas las cosas que creáis el aliento de vuestro propio espíritu».

SENTIRSE REALIZADO

Por pereza que nos dé a veces bajar al mundo, trabajar –como decía este poeta libanés– poniendo el máximo amor en lo que hacemos, las ganas, el entusiasmo, la alegría, quizá sea una de las mejores oportunidades que tengamos para dar lo mejor de nosotros mismos y lograr la paz interior que tanto se anhela. El trabajo, además, nos ayuda a sentirnos útiles y, probablemente, ¡sin él no valoraríamos el placer del descanso!

Seguramente quienes desarrollan una tarea vocacional lo tienen mucho más fácil a la hora de mantener una actitud positiva ante el trabajo, ya que su dedicación, más que en una obligación se convierte en un estímulo que enriquece su vida día tras día. Es posible que no tengan la misma percepción del trabajo un biólogo molecular o un astrofísico que un funcionario o un trabajador de una cadena de montaje, aunque en última instancia el grado de felicidad y satisfacción acaba dependiendo no tanto de lo que se hace como de la actitud que se adopta y lo que nos sucede.

Existen recursos muy sencillos que se pueden aplicar en el día a día para disfrutar más del trabajo, sea cual sea la actividad a la que nos dediquemos. A continuación os sugerimos algunos que pueden ayudar eficazmente a conseguirlo.

PERSONALIZA CON CARIÑO TU LUGAR DE TRABAJO

Si se deben pasar largas horas ante el ordenador realizando un trabajo de oficina será importante que el entorno inmediato resulte confortable. Hacer limpieza cada cierto tiempo en los cajones y la mesa facilitará separar lo que sirve de lo prescindible y tener el material, los libros y la documentación que necesitemos a mano y en orden.

Empapar unas gotas de aceite esencial de lavanda en un algodón o en una bolsita llena con flores secas de la misma planta dentro de los cajones aportará un aroma agradable. Si el espacio recibe luz adecuada puede darse una pincelada de vida y color a la mesa con la presencia de alguna planta. Nos obligará a cuidarla y mentalmente nos conectará con la naturaleza.

Disponer de una taza de té y de diferentes tisanas será la excusa perfecta para realizar paradas necesarias de vez en cuando y darse un respiro.

La luz natural es preferible, por supuesto, a la artificial y esta última debería ser adecuada, ni demasiado intensa ni demasiado débil. De lo contrario, tras largas horas de exposición, se puede acabar forzando la vista, lo cual puede incrementar el estrés, el cansancio y el estado de ánimo irritable.

ORGANIZAR BIEN LA JORNADA

Aunque a lo largo del día siempre pueden surgir imprevistos (y hay que estar preparado para ellos), establecer mentalmente las tareas que se van a realizar, dando prioridad a lo más importante y aplazando lo menos relevante es una forma muy positiva de no sentirse desbordado y sin saber por dónde tirar.

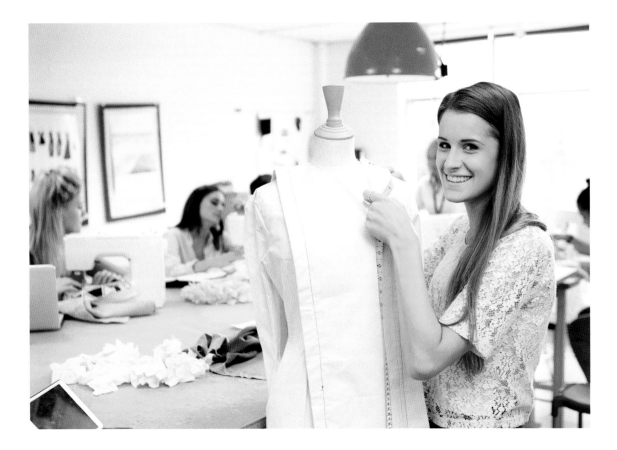

Para que el trabajo resulte satisfactorio es necesario que antes nos propongamos disfrutar de él. Es importante encontrar un sentido a lo que se hace y tener la intención de mejorar.

Puede tenerse en cuenta el propio reloj biológico, aprovechando los momentos más lúcidos para realizar el trabajo más difícil (normalmente a media mañana) y reservar los periodos más bajos para acometer las actividades rutinarias que requieran de una menor concentración (tal vez después de comer).

Abordar las cuestiones de una en una ayudará a centrar más la atención, haciendo que seamos más efectivos, nos estresemos menos y tengamos un menor desgaste energético. Además, compartir el trabajo con los demás compañeros, si esto es posible, liberará de la sensación de no poder llegar a todo. Por delegar o compartir no se nos considerará peores profesionales.

REALIZAR PEQUEÑAS PARADAS PARA SERENARSE

Para evitar que el cuerpo y la vista se resientan de estar tanto rato centrados en una misma acción (con el cuerpo pegado a la silla y los ojos fijos en la pantalla del ordenador), es recomendable moverse cada hora u hora y media, como máximo, del asiento y desviar el foco de atención de la pantalla.

Puede aprovecharse para ir al baño, servirse una infusión, moverse por la oficina y llevar a cabo unos sencillos estiramientos, o bien charlar con un compañero sobre algo diferente. De esta manera se activa la circulación, se protege la vis-

Preguntarse qué se quiere hacer y empezar a poner los medios para conseguirlo es la única manera de cambiar una situación que no nos gusta y llegar a sentirnos bien en el trabajo.

ta de posibles sobrecargas y se descansa por un momento. Sobre todo descansa el cerebro, el órgano más complejo y delicado que gobierna el organismo entero.

COMER FUERA Y DAR UN PASEO
Comer en casa siempre que sea posible es lo ideal, pero si no se puede podemos localizar establecimientos en los que sea factible llevar una alimentación sana y equilibrada. También es interesante para salir del ámbito laboral. Es importante optar por una dieta ligera para luego no tener una digestión pesada, una de las causas de que después de comer se pueda sentir sueño.

Si aún nos queda algo de tiempo, dar un paseo ayudará a estirar las piernas, activar la circulación y a recibir directamente los beneficios de la luz solar.

FAVORECER UN BUEN AMBIENTE
Uno de los mayores retos de cualquier trabajador es mantener una buena relación con sus compañeros de equipo. Los miedos, las inseguridades y las envidias con demasiada frecuencia dan lugar a críticas destructivas más que al entendimiento, algo que puede socavar la más tenaz de las motivaciones e ilusiones puestas en el trabajo.

Tener la voluntad de favorecer un buen ambiente laboral implica mostrarse amables y empáticos con los demás, dispuestos a escuchar sus problemas y a compartir, pero también tener una buena autoestima y confianza en uno mismo, ser claro, pero no agresivo, a la hora de defender los propios intereses y no tomarse las críticas como un ataque personal sino como una oportunidad objetiva para reflexionar y me-

jorar. Aprender a gestionar las emociones, no dejándose llevar por los problemas e intentando resolverlos sin perder la calma ni convertirlo en una batalla personal, ayudará a abordar las cuestiones más espinosas y a contagiar a los demás esa peculiar forma de no preocuparnos por lo que casi siempre acaba teniendo solución.

PROPONER NUEVAS IDEAS
Siempre que sea factible, por el tipo de trabajo y por la estructura de la empresa en la que se trabaje, el hecho de que aportemos ideas o iniciativas para mejorar diferentes aspectos resultará estimulante y un buen potenciador de nuestra autoestima, al sentirnos más útiles, más activos y tal vez más reconocidos por los demás. Pero lo mejor es que revertirá en el bene-

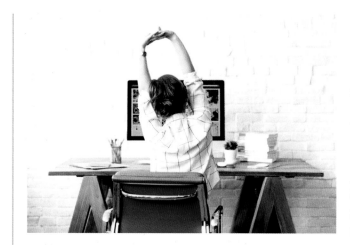

■ SI TRABAJAS SENTADO
Haz un alto en tus tareas y realiza los siguientes estiramientos.

Hombros. De pie, estira los brazos por encima de la cabeza y entrelaza los dedos con las palmas hacia arriba. Extiende los brazos hacia arriba y hacia atrás. Mantén 15 segundos.
Espalda y cadera. De pie, con las piernas algo flexionadas, echa los hombros hacia atrás y gira la cadera hacia la izquierda. Mantén 10 segundos y repite con la derecha.
Lumbares. Sentado en la silla, inclínate hacia adelante. Mantén de 15 a 20 segundos.

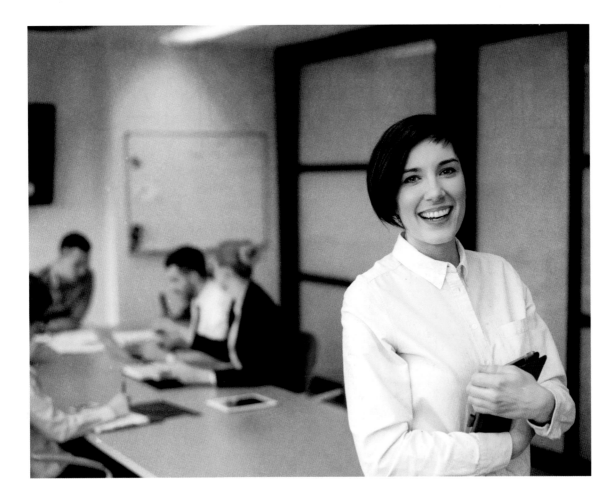

ficio común. Ahora bien, es preferible plantear cualquier propuesta con humildad y sin afán de protagonismo, ya que, de lo contrario, lo que se sugiera puede que no sea tan bien aceptado.

DESARROLLAR LA VERDADERA VOCACIÓN PERSONAL

Si nos encontramos realizando un trabajo que nos da de comer, pero que dista mucho de ser el que habíamos deseado, por los motivos que sean, siempre estamos a tiempo de ver cómo podemos conectar con aquello que formaba parte de nuestros sueños y que, en su día, por cualquier razón, no pudimos llevarlo a la práctica.

Preguntarse qué es lo que se quiere hacer, ver si es posible y empezar a poner los medios para acercarse a ese objetivo sienta las bases para sentirse más realizado en el trabajo y, por extensión, en la vida.

Marcarse nuevas metas ayuda a no sentirse estancado. A partir de ahí, todo resulta más fácil. La capacidad de esfuerzo y la de concentración aumentan cuando nos dedicamos a algo que de verdad nos interesa y nos llena. Así, si dejamos los estudios universitarios en segundo curso, por ejemplo, y luego recorrimos mil ocupaciones sin que ninguna nos llenara, ¿por qué no recuperar aquella ilusión y probar suerte de nuevo?

Seguramente, aunque estemos más agotados porque ahora trabajamos, dedicar unas horas de nuestro tiempo libre a ese antiguo proyecto o, quizás, a una nueva vocación descubierta con el paso de los años, nos dará más energía para plantearnos mejorar y encontrar una mayor motivación en el día a día. ¿Qué se pierde por probar?

PLAN RÁPIDO PARA ELIMINAR TOXINAS

Este programa de ejercicios desintoxicantes apoya a los órganos de eliminación para recuperar el equilibrio de cuerpo, mente, emociones y espíritu. Al deshacerse de las toxinas, tanto físicas como emocionales, la energía del sistema inmunitario se puede concentrar más eficazmente en su trabajo, porque las sustancias tóxicas ya no son un obstáculo pesado.

● Somos un ecosistema que se mueve constantemente. Recibimos miles de informaciones del entorno y las transformamos en energía nutritiva o en desecho. Una parte nos alimenta y la otra la eliminamos. Este proceso es un prodigio de equilibrio entre millones de células del cuerpo y el cerebro que se ponen de acuerdo. Pero algunos elementos y conductas rompen ese equilibrio y hacen difícil eliminar el desecho, que se transforma entonces en material tóxico o, como se dice popularmente, en «toxinas».

Entre las causas de que se generen estas toxinas se encuentran, por ejemplo: abusar de alimentos ricos en grasas saturadas o comer en exceso, vivir en un entorno adverso, ser sedentario, precisar medicamentos fuertes, entrar en una espiral de estrés, exponerse largo tiempo a aire contaminado o sufrir un accidente que haya dañado partes del organismo. Entonces, es preciso eliminar las toxinas para que el sistema restablezca el equilibrio lo antes posible. Existen varias maneras de hacerlo. En este artículo presentamos una serie de ejercicios que ayudan a ello. El desequilibrio producido por las toxinas no solo afecta al cuerpo. Si un día, por el motivo que sea, se ha bebido o comido más de la cuenta, a la mañana siguiente no solo se tiene la cabeza pesada, sino que resulta más difícil tomar decisiones, todo cuesta el doble y no se tienen ganas de nada. Se ha resentido el organismo, la mente y el ánimo.

ACTUAR EN 4 DIMENSIONES

Del mismo modo que las toxinas producidas o ingeridas por el cuerpo afectan en los planos emocional, mental y espiritual, también entran desde estos otros niveles.

Algunas toxicidades se generan tras una conversación tensa con alguien. Otras veces hay que dejar el ordenador porque parece que nos va a estallar la cabeza. O puede haber momentos en que el encuentro con el sueño nocturno contraiga y entristezca el ánimo, lo que se refleja en la posición física, el estado emocional y la psique. La efectividad para combatir las toxinas pasa por todos

■ LIBERA TENSIONES

De pie, con los brazos a los costados y las palmas mirando al frente, eleva las manos por delante flexionando los brazos. A la altura de los codos, gira las palmas hacia abajo y, estirando los brazos, ponte de puntillas. Inspira y retén el aire contando hasta cuatro. Luego suelta el aire y los brazos y haz vibrar todo el cuerpo arriba y abajo mientras bajas los talones.

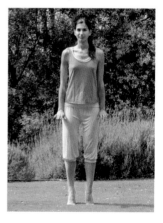

■ MASAJEAR LA CARA Y EL CUELLO

El lugar donde más claramente se manifiestan las tensiones es en la cara. Nuestra expresión siempre deja muy claro nuestro estado interior. Este ejercicio te servirá para relajarla.

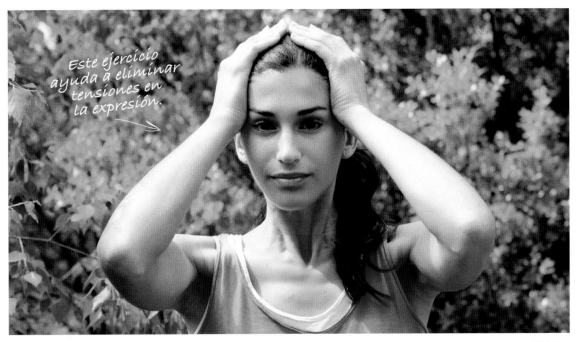

Este ejercicio ayuda a eliminar tensiones en la expresión.

Relaja el rostro. Frota las palmas de las manos haciendo círculos. Siente el calor generado y después colócalas frente a los ojos, sin tocarlos. A continuación, frota la cara, yendo hacia la parte superior de las orejas, pasa por toda la cabeza y la parte de atrás del cuello, y deja caer finalmente los brazos, relajándolos todo lo posible. Procura que los hombros estén bajos y relajados. Espera medio minuto y repite tres veces.

estos niveles. Para eliminarlas con ejercicios deben tenerse en cuenta, por tanto, las cuatro dimensiones del ser humano: la física, la mental, la emocional y la espiritual.

Eliminar toxinas significa tratar de mejorar y optimizar el funcionamiento de los sistemas de desintoxicación del cuerpo, apoyándolos, reduciendo la cantidad de toxinas que introducimos en él y nutriéndolo bien. Pero el propósito de un programa de ejercicios desintoxicantes no es solo apoyar los órganos de eliminación, sino actuar sobre el ser humano en su conjunto para disminuir la toxicidad en los cuatro niveles. Las toxinas afectan a la energía, que pasa a ser un freno; a la organización del cuerpo, que se desbarajusta; y al metabolismo, que se ralentiza. Para eliminarlas proponemos ejercicios que inciden en estos tres aspectos.

DE ESTRÉS A ENERGÍA POSITIVA

Como te decíamos en el capítulo anterior, dedicado al trabajo, el estrés genera toxinas en grandes cantidades y puede provocar cambios en la conducta, en la posición corporal o en el estado de ánimo. Podemos ayudar a reequilibrar nuestro organismo y las sustancias buenas que genera con movimientos vibratorios y palmeando el cuerpo.

Hacer vibrar el cuerpo. Sacude las manos, como si desearas echar fuera del cuerpo algo que te indispone. Después implica a los brazos, a los omoplatos, al tronco y finalmente a las piernas, de forma que todo el cuerpo vibre. Mientras tanto, al soltar el aire, despídete de todo aquello que te llega a producir malestar.

■ RELAJAR Y DESTENSAR LOS MÚSCULOS

Pocas personas se libran de sufrir dolores en las lumbares. Estos ejercicios reorganizan el cuerpo y evitan la aparición de molestias o las combaten.

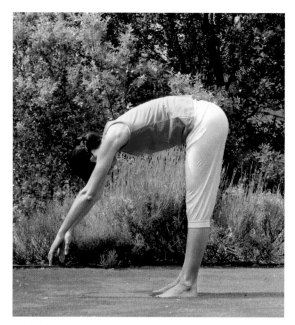

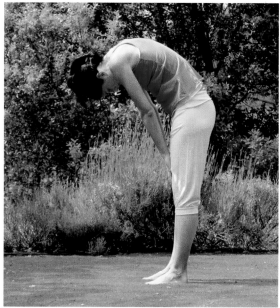

1 **El viento.** Con las palmas de las manos en la cadera empieza a frotar el cuerpo hacia abajo a la vez que dejas caer el tronco; relájate. Suelta cuerpo y brazos hacia delante con el impulso de bajada.

2 **Las olas.** Después recoge el tronco rotando con las manos por el interior de las piernas. Repite diez veces, soltándote cada vez más, con el tronco enrollándose y cayendo hacia delante. Acaba en posición vertical.

Es importante que el movimiento vaya siempre acompañado de este apoyo anímico.

Palmeo. Da ligeros toques con las yemas de los dedos de ambas manos mientras dibujas líneas desde la frente hasta la parte posterior del cráneo, bajo el occipital; cada nueva línea debe acercarse más a las orejas, hasta llegar justo encima de estas. Después, tira suavemente de las orejas hacia arriba y a continuación de los lóbulos suavemente hacia abajo. Continúa palmeando el torso, por delante, por detrás y a los lados, con la mano relajada. Seguidamente palmea los brazos y las piernas. En todo este proceso despídete interiormente de aquello que no desees.

RECUPERAR LA ARMONÍA

El mecanismo corporal que produce un movimiento es orfebrería fina. Para estar de pie deben coordinarse unos doscientos cincuenta músculos; si uno falla, los demás deben moverse y cambiar su función. Cuando un grupo de músculos o partes del cuerpo participan en una actividad común surge una cualidad superior que no existía en las partes aisladas. Nos sentimos completos, conectados con el entorno y con nosotros mismos, respiramos mejor, el movimiento es ligero y grácil. Pero la liberación de toxinas desorganiza esos mecanismos. Y como consecuencia podemos acabar respirando peor.

Sentir los apoyos. Para eliminar esa toxicidad, siente los puntos donde te apoyas, sin juzgar. Después distingue la respiración, dónde y cómo respiras, sin tratar de influir. Presiona luego con todas las superficies en las que te apoyas hacia abajo, como si quisieras empujar

■ SACAR A LA LUZ LA INTELIGENCIA DEL CUERPO

Si se le deja, el cuerpo posee la capacidad de recuperar el equilibrio por sí mismo. Puedes ayudarle con estos movimientos pensados para despertar su inteligencia natural.

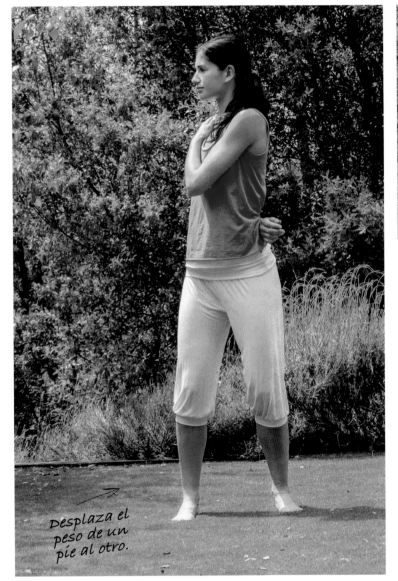

Desplaza el peso de un pie al otro.

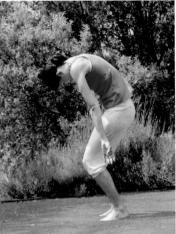

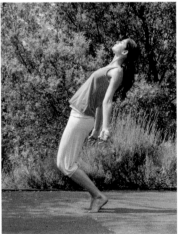

2 **La tortuga.** Lleva el pulgar hacia dentro e inicia un movimiento en espiral del brazo. Al mismo tiempo inclina el tronco y agáchate cada vez más. Repite tres veces.

1 **Balanceo.** Con las piernas separadas, desplaza lentamente el peso del cuerpo al pie derecho y luego al izquierdo, pasando por el centro. Aumenta la velocidad y deja los brazos libres. La mano que sube va a parar a la parte interior del hombro contrario, donde nace el meridiano del pulmón, y el antebrazo toca la zona lumbar, donde están los riñones.

3 **La flor.** Desde el pulgar inicia una espiral hacia fuera. Repite hasta llegar a hombros y omóplatos. Cuando el pecho entre en acción adelanta la cadera y dobla las rodillas.

■ GANAR ARMONÍA CORPORAL

Hacer que mueves un objeto imaginario puede ayudarte a ser más consciente del movimiento de tu cuerpo en relación al exterior, ganando armonía, confianza y seguridad.

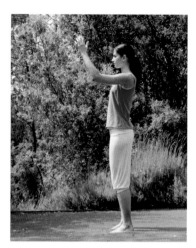

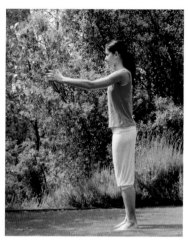

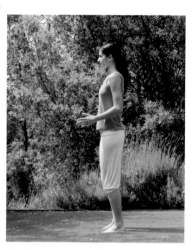

1 **Dibuja con las manos** una esfera delante del cuerpo y visualiza que mueves un flujo de luz que va de la tierra al cielo atravesando tu cuerpo.

2 **A continuación**, realiza el ejercicio con la esfera girando de arriba abajo e imagina que te baña una energía que baja del cielo.

3 **Procura realizar** el ejercicio en un entorno adecuado, con una temperatura agradable, una luz tenue e incluso una música relajante.

la tierra. Suelta y durante medio minuto escucha tu respiración.

Empujar la tierra. Durante cinco respiraciones imagina que tus pies no tocan el suelo, que estás suspendido, y luego déjate acoger de nuevo por la tierra, como extendiendo los puntos de contacto sobre ella. Descansa, escucha la respiración y repite el ejercicio. Al acabar observarás que tienes más contacto con la tierra –o la silla en que estés sentada– y que la respiración se amplía.

APOYAR EL METABOLISMO

El metabolismo es el conjunto de procesos químicos que permiten la vida y el funcionamiento normal del cuerpo.

Si comemos y bebemos más calorías de las que necesitamos para el metabolismo, las almacenamos, en su mayoría en forma de grasa. Las células de grasa se convierten en toxinas cuando nuestro sistema no puede eliminarlas. Para hacerlo, además de seguir una buena dieta, es necesario realizar ejercicio físico y, a ser posible, de intensidad, para quemar rápidamente las calorías sobrantes. El ejercicio físico dinámico debe ser con el máximo de consciencia posible.

Si, por ejemplo, vas a correr media hora, comienza caminando sintiendo cómo colocas las plantas de los pies en el suelo, cómo reaccionan las piernas, cómo se mueven la cadera, el tronco, los brazos y la cabeza. Después acelera el paso y con la misma conciencia entra en la marcha durante unos doscientos metros. Seguidamente inicia el trote y la carrera propiamente dicha. Deja que la mente vuele, pero mira hacia dónde, siente el aroma del lugar, el viaje que realizas entre la tierra y el cielo, y luego vuelve a percibir el cuerpo en un vaivén que va de dentro afuera y al revés.

ACTITUD VITAL

Desintoxicarnos requiere devolver a nuestra energía su empuje y fluidez a los cuatro niveles (físico, mental, emocional y espiritual, como ya hemos expuesto en páginas anteriores). Para conseguirlo es importantísimo tener una actitud positiva en la vida, seguir una buena alimentación y llevar a cabo ejercicios como los que te hemos propuesto en este capítulo.

■ SERENAR A LA VEZ EL CUERPO Y LA MENTE

La OMS ha reconocido a la medicina tradicional china como una disciplina eficaz para combatir el estrés. Los siguientes ejercicios se basan en sus principios.

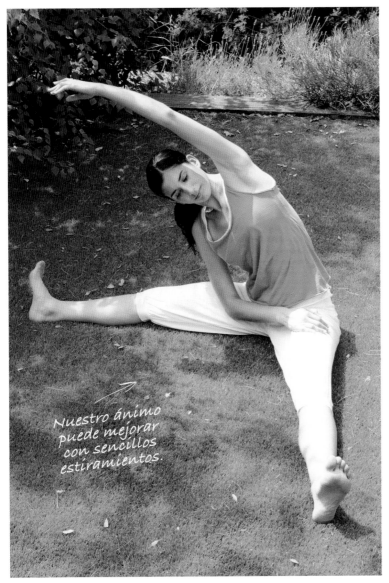

Nuestro ánimo puede mejorar con sencillos estiramientos.

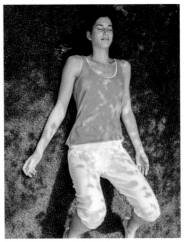

2 **Túmbate de espaldas,** respira lenta y profundamente y atiende a las sensaciones que proceden de la espalda, la cabeza y las extremidades en contacto con el suelo.

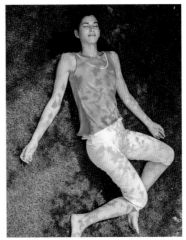

1 **Siéntate con las piernas abiertas** sobre los isquiones, intentando que la columna vertebral esté recta. Gira el tronco para mirar hacia arriba, estira el brazo derecho hacia arriba y dobla el tronco hacia la izquierda. Respira medio minuto en esta posición e imagina que el cuerpo se alarga y relaja por el costado derecho.

3 **Flexiona las piernas** y déjalas caer a un lado para que ruede la cadera. Repite cinco veces y lleva tu atención a cada parte del cuerpo que se mueve. Observa los cambios.

VIVIR EL MOMENTO REDUCE EL ESTRÉS

El sistema inmunitario funciona más eficazmente cuando el organismo se encuentra relajado. El estrés, por tanto, es un obstáculo para las defensas. Existen muchos métodos de relajación, pero practicar la atención plena es algo más: una higiene mental, una manera de cuidar nuestra salud física y emocional que, además, permite vivir cada momento de manera intensa.

● Cuando pensamos en meditación nos viene a la mente una escena que aporta serenidad, tranquilidad, silencio, aislamiento, orden exterior e interior. Esta imagen bucólica y preciosa contrasta con lo que solemos vivir en medio de las grandes urbes. Entonces, para experimentar esta serenidad, ¿tenemos que irnos a un monasterio? ¿O se puede lograr en medio del bullicio? En la práctica, se puede y se debe. Practicar la atención plena es una buena manera de lograrlo, que puedes practicar tanto en casa como en sitios retirados.

EL ABANICO DE LA CONCIENCIA

La ciudad es y debe ser un lugar privilegiado para conectar con nuestro interior. Por supuesto que es un reto mantener la actitud adecuada en medio del tráfico, en un atasco, cuando se pierde el autobús o cuando hacen obras en la calle donde trabajamos. Estar bien cuando todo es bonito y tranquilo y cantan los pájaros puede ser más o menos fácil, pero sentirse sereno y anclado cuando los cláxones suenan y el humo no permite respirar a pleno pulmón, tiene su qué.

Hay muchas formas de lograrlo, con objetivos diferentes. Desde el acto corriente de meditar sobre un problema, a ejercicios que favorecen, incluso, los estados contemplativos. Entre estos dos extremos tenemos meditaciones con visualización, con posturas físicas, con imaginación activa...

¿QUÉ ES LA ATENCIÓN PLENA?

Gracias a ella puedes entrar en contacto con la parte más esencial y trascendente de la persona y del mundo. Es un estado que no se puede forzar, pero sí propiciar a través de la práctica. Es necesario ejercitarse de forma concentrada en estar presentes en el aquí y en el ahora. Esta atención va liberando la mente de pensamientos recurrentes y de emociones autónomas,

■ SENTIRSE MEJOR CON UNO MISMO

La atención plena implica una actitud interior que puede aplicarse en cualquier circunstancia. Solo hay que proponérselo.

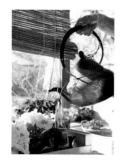

Alegría. El buen practicante es alguien que expresa claramente alegría y plenitud.
Discreción. Para meditar en la ciudad es ideal una actitud poco visible desde el exterior.
Conexión. Concentrarse en el ejercicio supone anclarse en un punto central interno para no perderse en el mundo exterior.
Prudencia. Cuando uno conduce no es momento de experimentos; experimenta con la atención plena en transportes públicos.

Concentrarse en
el presente
ayuda a vivir,
y disfrutar,
de los placeres
cotidianos. →

Ejercitar la concentración en el momento presente, en el aquí y el ahora, permite entrar en contacto con la parte más esencial y trascendente de uno mismo.

y permite experimentar un espacio interior de profunda calma y unión. Hoy en día los científicos hablan de los grandes beneficios que aporta este tipo de entrenamiento, tanto para la salud física como para el estado de felicidad personal.

Lo ideal es realizar unos minutos de práctica sentado por la mañana, concentrándose en el instante presente y en la respiración y luego... vivir esa misma actitud durante el resto del día, mientras se realizan las actividades cotidianas.

LAVAR LOS PLATOS

Los que han leído sobre zen –una escuela filosófica budista basada en la práctica de la meditación– saben que uno de los momentos de la vida cotidiana especialmente indicados para centrarse en el presente es mientras se friegan los platos. Re-

sulta muy gratificante concentrarse en los gestos del lavado y aclarado de la vajilla, como si no hubiese ninguna otra cosa que hacer a continuación. También se puede llevar esa actitud a la tarea de poner en orden la cocina, limpiar la encimera, fregar el suelo...

Hay diversas maneras de lavar los platos. Se puede optar por llenar de agua dos recipientes y enjabonar y aclarar, o bien lavar bajo el chorro de agua, opción menos ecológica. Sea como sea, lo importante es concentrarse en cada gesto, en cada pequeño movimiento, sentir el agua, notar la esponja o estropajo, percibir su roce en el plato y las ollas...

En el momento en que la cocina queda recogida gracias al esfuerzo y al trabajo cotidiano se puede sentir una oleada de bienestar profundo por el objetivo cumplido.

OFRECER AGUA A LAS PLANTAS

Quizá tengamos un balcón, tal vez simplemente algunas plantas de interior. El caso es que el acto de regarlas es un momento especialmente adecuado para la meditación. Se trata de un gesto a través del cual nutrimos a nuestras amigas y les transmitimos nuestro amor. Si se llena una regadera hay que estar atento a su llenado. Estar plenamente atentos al agua al caer de la regadera, a la cantidad de agua que necesita cada maceta... Al sonido de la tierra que engulle el líquido. A los colores que toma la tierra...

ORDENAR UNA HABITACIÓN

El orden externo es con frecuencia el reflejo del orden o del desorden interior. Tal vez hayas constatado que en momentos de tu vida en los que estás más desanimado,

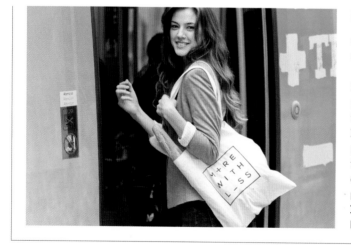

■ DE PIE EN EL METRO

¿Coges el metro con frecuencia? Su vaivén es bueno para ejercitar el enraizamiento.

Enraizarse es sentir el propio peso bien instalado en los dos pies. **Hay que dejarse** llevar por el traqueteo del metro, atento a las sacudidas y jugando con la propia estabilidad. **La respiración** puede llevarse al vientre para reforzar la sensación de fuerza en el *hara*, el centro de gravedad del organismo y también la sede de la energía. **No conviene** perder de vista el entorno, la gente que está allí y las paradas que se van sucediendo.

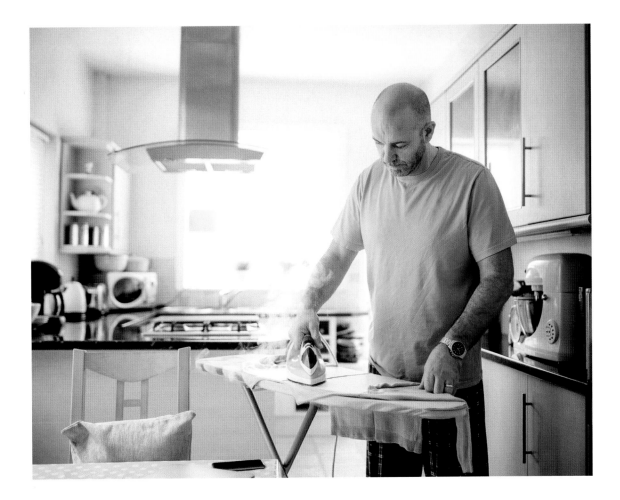

te da más pereza ordenar y te cuesta encontrar el buen punto para resolver los problemas. Puedes aprovechar el trabajo de ordenar para aumentar el orden en tu interior: coger cada papel con parsimonia, colocar cada libro con plena atención a lo que haces, todo con plena conciencia, agradeciendo el servicio que brinda cada objeto.

EN PLENO BULLICIO, LIBRE DE TODO

Busca un lugar en medio de la muchedumbre y del ruido. Una vez sentado, asiéntate interiormente. Suelta las tensiones de los hombros, la nuca y la espalda, manteniendo la postura erguida. Fíjate en tu respiración y permite que se haga más tranquila y profunda, sin forzar.

Sin emitir juicios, escucha lo que oigas, ve lo que veas (no cierres los ojos). Imagina que a tu alrededor gira un inmenso torbellino de gente, ruido y circulación. Estás situado en un punto central que no se mueve. Siente la serenidad de esta posición. Cuando notes que estás en contacto con ese punto central interior, camina entre la gente manteniendo la conexión.

AL HACER COLA

Estar esperando tanda en una tienda es un buen momento para hacer la meditación del árbol. Siente los pies enraizados en el suelo. Suelta las crispaciones del cuerpo. Tus pies están firmemente plantados en el suelo. Al mismo tiempo, una fuerza te lleva hacia arriba, como un flujo de savia que te empuja a crecer interiormente. Ponte derecho de forma natural y sin rigideces. Mientras te sientes un árbol que crece y crece, ve mirando el número de la tanda y no pierdas de vista a las personas de tu alrededor.

RESPETA TU RITMO Y GANA SALUD

Las funciones del organismo se rigen por unos ciclos relacionados con periodos que son constantes en la naturaleza. La cronobiología estudia la manera en que influyen estos ritmos en la salud general y cómo pueden sincronizarse para favorecer aspectos tan importantes como el sueño, la capacidad de concentración o nuestro sistema de defensas.

● El funcionamiento del cuerpo depende en parte de la anatomía de sus órganos y sistemas, y en parte de las conexiones bioquímicas, hormonales y nerviosas entre ellos. A medida que se ha profundizado en su conocimiento se ha comprobado que hay muchos fenómenos que se repiten con cierta periodicidad y a un ritmo especial. Un ejemplo claro es la menstruación. Existen tres tipos de ritmos en el cuerpo humano: los circadianos, que duran aproximadamente 24 horas; los infradianos, en los que el periodo puede ser de varios días, meses, un año o incluso más; y los ultradianos, que se desarrollan en periodos inferiores a veinticuatro horas.

Todas las hormonas, las células y el funcionamiento de los órganos siguen un ritmo circadiano. Sin embargo, muchos de los componentes internos de nuestro organismo pueden tener los tres ritmos. Por ejemplo, el pulso y la temperatura pueden variar cada minuto, tener un ritmo de 24 horas y variar cada año. Lo mismo sucede con el funcionamiento de la corteza de la glándula suprarrenal.

Así, todos los seres vivos están sometidos a una cronobiología, que hoy ya se ha constituido en una nueva disciplina de estudio al lado de la anatomía y la histología.

POSEEMOS UN RELOJ INTERNO

Los primeros sincronizadores de los ritmos circadianos tienen que ver con la luz, aunque también existe una relación con la rotación de la Tierra y la distancia respecto al Sol y la Luna. Pero así como para los animales prima la alternancia entre luz y oscuridad, en la especie humana prima la alternancia entre reposo y actividad, unida a los imperativos horarios de la vida social. La melatonina es la hormona más relacionada con los biorritmos del sueño. La produce la glándula pineal y su función está vinculada al estímulo lumínico de la retina:

■ SUBIRSE A LA OLA DEL SUEÑO

Dormir está en manos de hormonas que provocan olas de sueño por las que hay que dejarse llevar.

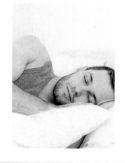

¿Cómo funciona?
Para el experto David Morawetz, si no se ha conciliado el sueño a los 30 minutos de acostarse o la persona se despierta durante la noche, se sentirá una oleada de sueño entre los 60 y los 90 minutos siguientes.

Cuando venga la ola hay que acostarse, solo dura de 5 a 7 minutos.

De 4 a 6 olas por noche
En una noche hay 4, 5 o 6 ciclos de unos 90 minutos cada uno. Las 3 primeras horas de sueño son las más reparadoras.

Con la edad los niveles de melatonina se reducen, por eso nos puede costar más dormir bien.

■ DESPERTAR A MEDIANOCHE

Los insomnes tienen miedo a estar despiertos de madrugada. Deben calmarse, y modificar la valoración personal del insomnio.

El insomnio no debe convertirse en otra preocupación que quite el sueño. Si una vez en la cama su llegada se retrasa más de 10 minutos o la persona se despierta en medio de la noche, conviene tomárselo con calma. Hay expertos que creen que tiene sentido contar ovejas u otra rutina similar.

Cambio de enfoque. Modificar la valoración del insomnio es importante, algunos expertos piden a los pacientes que en lugar de esforzarse en quedarse dormidos, intenten lo contrario, no dormirse, respetando siempre las rutinas diarias.

¿Qué se espera? Hay que pensar en las expectativas. A veces se desea un sueño ideal tras un día estresante. No se puede esperar que la noche compense lo que hacemos mal durante el día.

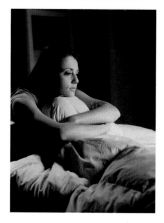

al abrir los ojos queda inhibida, en especial con la luz clara y brillante de la mañana, y al cerrarlos, en la oscuridad, empieza a producirse, alcanzando un pico a partir de la primera hora del sueño. Sus niveles son altos en los bebés, por ello duermen profundamente en lugares muy ruidosos. Con la edad disminuye su secreción, siendo una de las razones de la pérdida de la calidad del sueño al hacernos mayores.

Pero la melatonina no solo regula el ciclo sueño-vigilia. También tiene efectos moduladores sobre nuestro sistema de defensas y juega un papel importante a la hora de regular el estrés.

VIAJES DE LARGA DISTANCIA

Al viajar en sentido contrario a la salida del sol –por ejemplo, de España a la India–, se cruzan varios meridianos o husos horarios y se desincronizan los relojes internos, en especial la secreción de melatonina. Cuando se viajaba a pie o a caballo, el cuerpo tenía tiempo de adaptarse, algo que no ocurre con el desplazamiento en avión.

Las personas que tienen dificultades para dormir pueden recurrir a los comprimidos o gotas de melatonina. De todas formas, al hacer estos vuelos cambian los ritmos circadianos. Es el síndrome denominado *jet lag*, cuyos síntomas son cansancio, sensación imperiosa de sueño y dificultades con la memoria y la concentración.

TRABAJAR DE NOCHE

Los trabajos nocturnos cambian evidentemente los ritmos circadianos, pero los efectos en la salud dependen de la regularidad y de la forma de ser de cada persona. Si el turno de noche es siempre el mis-

mo, el cuerpo acaba adaptándose, tomando los horarios de la comida como referencia. Lo peor para el organismo son los cambios de horario constantes. Si es de una sola noche a la semana, pueden recuperarse los biorritmos en dos o tres días, pero si los cambios son de dos o más noches, se altera la secreción de las glándulas suprarrenales y se produce sensación de cansancio, dificultad de memoria y concentración, despistes, torpezas y alteración del ciclo menstrual.

También aumenta la susceptibilidad a las infecciones, por lo que es más fácil contraer infecciones respiratorias. A largo plazo se padecen trastornos digestivos, irritabilidad y trastornos del sueño.

ORGANIZACIÓN EN EL DÍA A DÍA

Para favorecer la regularidad del sueño conviene confeccionar un plan diario en el que se apuntan las obligaciones, los descansos y el resto de actividades que se desea realizar. Como mucho, en la práctica conviene no desviarse de los horarios previstos más de 30 minutos. El plan debe ayudar a decidir lo que realmente se puede hacer y ha de incluir descansos suficientes.

No importa cuánto tiempo se haya dormido la noche anterior, hay que levantarse a la misma hora todos los días. Como máximo, un día a la semana (el sábado, por ejemplo) se puede alargar una hora y el siguiente (el domingo), media.

La medida más eficaz para favorecer el sueño de la noche siguiente es tomar a primera hora de la mañana un baño de luz, pues esta es la principal reguladora del reloj interno. Se ha demostrado que las personas con insomnio mejoran su sueño si se exponen a luz inten-

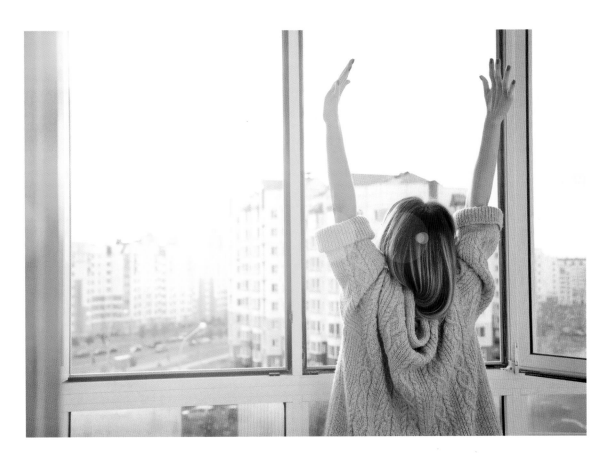

Una buena idea es dedicar un momento (la mañana) y un lugar (la mesa de trabajo) para las preocupaciones, de manera que queden siempre lo más lejos posible del dormitorio.

sa por la mañana entre 20 minutos y dos horas. Una buena idea es salir a la calle poco después de haberse despertado. Se puede aprovechar para dar un paseo de media hora o correr. También se puede tomar el desayuno en un balcón o terraza o muy cerca de una ventana abierta y orientada al sol.

Luego, a lo largo del día, conviene rebajar en la medida de lo posible todo lo que origina estrés. El exceso de trabajo, la falta de tiem-

po para uno mismo, las expectativas muy elevadas o los conflictos emocionales suponen una carga para el cuerpo y la mente, y favorecen el insomnio.

FRENAR LAS PREOCUPACIONES
Conviene evitar enredarse con los pensamientos negativos que no conducen a una solución de los problemas. En cuanto se detecta que se ha caído en su círculo vicioso hay que decirse «basta», y concentrar-

se inmediatamente en recuerdos, imágenes o proyectos agradables. No se trata tanto de huir de los conflictos como de no agravarlos con el cansancio y la amenaza para la salud que supone la falta de sueño. Para controlar las preocupaciones, se puede dedicar un rato por la mañana a escribirlas en un cuaderno. Al lado de cada inquietud laboral o personal se anota también un esbozo de posible solución. Después se dobla la hoja y se guarda en un ca-

A partir de las ocho de la tarde la prioridad será la de reducir al máximo la actividad tanto física como mental. Es momento para la tranquilidad, cuidarse y regalarse pequeños placeres.

jón. A continuación ya se puede proseguir con las actividades diarias o descansar.

¿HACER LA SIESTA?

Es buena idea si se empieza la jornada temprano y hay sueño entre las dos y las cuatro de la tarde. No debe exceder la media hora.

En torno a las seis de la tarde la temperatura corporal y los niveles hormonales alcanzan su pico, lo que resulta óptimo para la actividad física, mejor al aire libre.

A partir de las ocho de la tarde es muy importante reducir cualquier actividad que requiera un esfuerzo físico o mental.

A la hora de cenar, la clave es la moderación. Lo ideal es un menú que aporte el 30% de las calorías diarias y esté formado por alimentos de fácil digestión.

CENA CON TRIPTÓFANO

Se puede incluir en la cena algún alimento rico en triptófano porque este aminoácido es un potente inductor natural del sueño. El alimento rico en triptófano más conocido es la leche de vaca, pero no sienta bien a todo el mundo. Los dátiles contienen una cantidad muy alta de triptófano. Una buena idea es comerse seis una hora antes de ir a dormir. Proporcionan 51 mg de triptófano, pero ten en cuenta que también suman unas 190 calorías.

Otros alimentos ricos en este aminoácido son los plátanos, los huevos, las semillas de calabaza, las almendras y los cereales integrales.

Tras la cena, lo más adecuado es elegir actividades tranquilas como conversar a la luz de las velas. De tanto en tanto se puede olisquear un frasco de 50 ml de aceite de jojo-

ba al que se añaden 3 gotas de aceite esencial de manzanilla, 10 de flores de tilo y 5 de naranja amarga.

¿Y por qué no regalarse de vez en cuando un baño relajante? Se puede llenar la bañera de agua caliente y dejar dentro un saquito lleno de melisa, albahaca y cáscaras de naranja. El placer puede alargarse hasta unos 20 minutos. Luego hay que secarse bien todo el cuerpo y meterse inmediatamente en la cama.

INFUSIÓN DE BUENAS NOCHES

Media hora antes de irse a dormir se puede tomar una infusión de «buenas noches». Se prepara con 35 g de raíz de valeriana picada, 30 g de melisa, 25 g de pasiflora y 10 g de lavanda. Se realiza la decocción de valeriana durante 10 minutos y luego se añade el resto de plantas para dejarlas en el agua

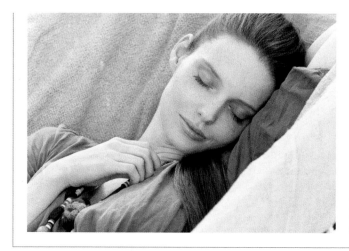

■ TIPOS DE SUEÑO

Es importante conocer las fases por las que pasa el sueño para detectar problemas

Somnolencia. Dura 20 minutos. Baja la atención, el tono muscular y la frecuencia cardiorrespiratoria.
Sueño ligero. Es fácil despertarse. Pueden darse sacudidas.
Movimientos oculares rápidos. Ocurren tres o cuatro veces por noche. Se producen los sueños que se recuerdan.
Sueño profundo. El movimiento muscular para y las ondas cerebrales son lentas. Es muy difícil despertar. Si alguien se despierta en esta etapa estará desorientado.

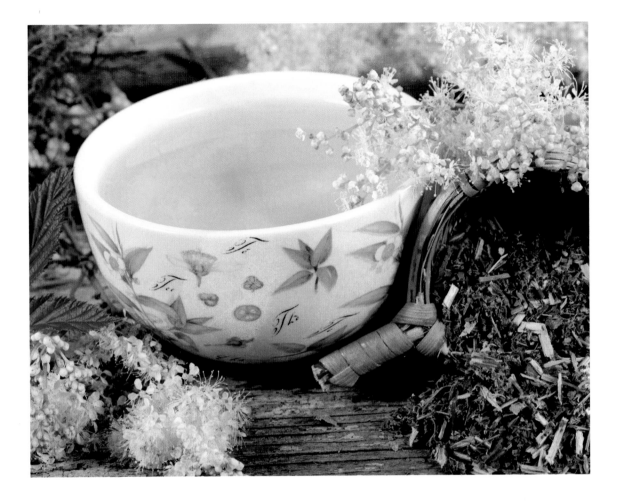

otros 10 minutos. Se deja enfriar y se cuela. Se recomiendan cinco tazas diarias de esta infusión, tres de ellas por la tarde o noche. En alteraciones nerviosas del sueño resulta de gran ayuda la infusión de hipérico. Para hacerla se toman dos cucharaditas colmadas por taza. Se deja cocer 20 minutos y luego se cuela. Hay que beber dos tazas, una por la mañana y otra por la noche.

MÚSICA QUE ACUNA

Mientras se bebe sorbito a sorbito se puede escuchar alguna pieza musical. El neurólogo Takuro Endo ha demostrado que determinadas obras poseen la capacidad de inducir el sueño de manera casi inevitable en 10 minutos. Algunas de las composiciones recomendadas son los *Nocturnos* de Chopin, el *Concierto número 1 de piano* de Tchaikovsky, las piezas creadas para acompañar la meditación o cualquier tema de preferencia personal con un tempo similar.

FINAL FELIZ

Se ha de confiar en que todo lo que se ha hecho a lo largo del día va a conducir al sueño. La ansiedad por dormirse no ayuda. Si pese a todo uno se desvela, sin salir de la cama, se puede realizar la técnica de relajación progresiva: se tensan y sueltan los músculos, empezando por los pies y terminando por la cara, mientras se respira lentamente.

En caso de que el sueño no se haya impuesto, se puede leer. Si no se tiene éxito hay que tener paciencia, pueden hacer falta unos cuantos días para dar la vuelta a una situación que se ha gestado durante meses o años. Si al final se consigue que los días sean cada vez mejores, las noches también lo serán.

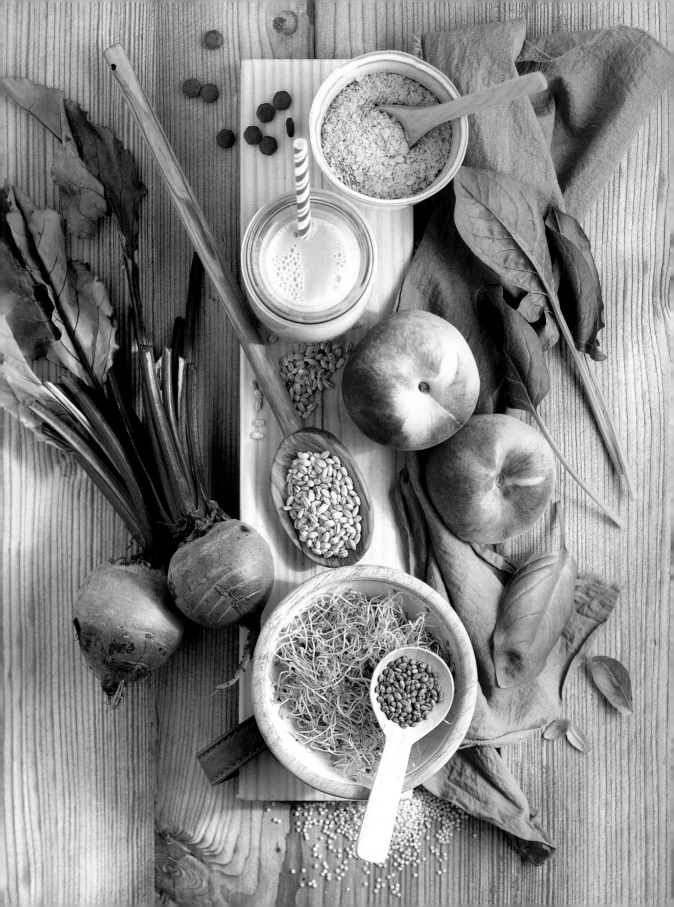

2. LA COCINA QUE NUTRE TUS DEFENSAS

ASÍ TE INFLUYE LO QUE COMES

Determinados nutrientes son especialmente beneficiosos para el sistema inmunitario. Conviene conocer los alimentos que los proporcionan para potenciar al máximo su actividad. Además, es fundamental cuidar el intestino, el lugar donde se produce la transformación de los alimentos y la asimilación de las sustancias nutritivas (minerales, vitaminas, etc.).

● La Organización Mundial de la Salud (OMS) incide en su página web en la amenaza que supone para la salud humana la aparición de resistencias frente a determinados antibióticos. Este hecho pone de relieve la gran importancia de disponer de un sistema inmunitario lo más eficaz posible para la prevención y defensa ante las enfermedades, especialmente las que son de tipo infeccioso.

A lo largo de toda la vida, el cuerpo mantiene una lucha permanente contra microorganismos patógenos, sustancias extrañas que lo acosan, toxinas que se acumulan y mutaciones celulares. Una mala dieta que conlleva déficit de nutrientes y exceso de toxinas son factores que deprimen el sistema defensivo y propician el desarrollo de infecciones, alergias, cáncer o enfermedades autoinmunes.

Hay quien piensa que comer bien consiste en tomar alimentos ricos en proteínas y calorías: carne, huevos, harinas, azúcar, productos lácteos... Pero no es lo mismo alimentarse que nutrirse.

En el mundo occidental muchas personas «bien alimentadas», incluso con algunos kilos de más, están, sin embargo, desnutridas. Es el resultado de una dieta basada en alimentos ricos en calorías y proteínas pero pobres en vitaminas y minerales, nutrientes vitales que el organismo precisa para mantener un buen estado de salud.

Estudios realizados en grupos humanos especialmente longevos que no presentaban enfermedades comunes hoy (ubicados en valles apartados de los Alpes, el Cáucaso, el Himalaya o Japón), han revelado que –además de llevar una vida sencilla en lugares remotos y ajenos a la alimentación industrializada, de respirar aire puro y de no sufrir estrés– su alimentación consistía fundamentalmente en hortalizas, frutas, cereales y alimentos

■ PLANTAS CON PODER INMUNITARIO

Existen estudios que demuestran que determinadas plantas tienen capacidades que aumentan la eficacia de la inmunidad.

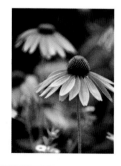

Los metabolitos de las plantas pueden aportar inmunomoduladores, base para los tratamientos con fitoterapia. Por ejemplo, la corteza de la uña de gato aumenta la fagocitosis y tiene propiedades antitumorales y antiinflamatorias.

Los polifenoles pueden actuar como antioxidantes e inmunomoduladores, como ocurre con los flavonoides. Se encuentran en el té verde, el aceite de oliva, los cereales integrales, los frutos secos y plantas como la equinácea.

Hay que evitar
los déficits
nutricionales que
pueden perjudicar
al sistema
inmunitario.

■ VITAMINAS: LO QUE APORTAN

Las vitaminas, entre otras muchas funciones, tienen la capacidad de fortalecer la actividad de las células del sistema inmunitario.

Vitamina A. Su déficit implica una alteración de la inmunidad. Es esencial para la salud de las mucosas. Se encuentra en grasas lácteas, yema de huevo, hígado y carnes. Como provitamina A, está presente en las hortalizas rojas, anaranjadas y verdes.

Vitamina C. Es importante en la síntesis del colágeno y en elementos implicados en las barreras de protección. Abunda en kiwis, cítricos, pimientos y tomates.

Vitamina E. Es un potente antioxidante. Contrarresta los radicales libres. Se encuentra en aceites vegetales de primera presión, en el de germen de trigo, en verduras de hoja verde y frutos secos.

Vitamina D. Estimula la inmunidad y previene las enfermedades autoinmunes. Se sintetiza en la piel a partir de los rayos solares y, en los alimentos, se encuentra en el pescado graso.

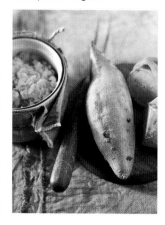

fermentados. A partir de esta experiencia, muchos investigadores han llegado a la conclusión de que buena parte de las afecciones actuales están relacionadas con los hábitos de vida, particularmente con la alimentación inadecuada.

LOS VEGETALES SON ESENCIALES

El doctor Seignalet, en su obra *La alimentación, la tercera medicina*, insiste en que el intestino delgado es la vía de entrada más importante de numerosos tóxicos perjudiciales para el ser humano, especialmente a través de la alimentación. Pero... ¿qué podemos hacer para contrarrestar el efecto tóxico de los productos industrializados que inevitablemente han acabado formando parte de nuestro menú diario?

La obra del doctor Jorge D. Pamplona sobre los alimentos y su poder curativo resalta la importancia que tienen los vegetales para equilibrar la nutrición, preparados en su forma más sencilla. En las frutas y las verduras se encuentran auténticos medicamentos naturales capaces de neutralizar y eliminar toxinas, regular las funciones vitales, frenar la arteriosclerosis y potenciar el sistema inmunitario.

Ningún medicamento, afirma el doctor Pamplona, puede hacer tanto por la salud como los alimentos que tomamos cada día. Igualmente, ningún fármaco posee la capacidad de compensar por completo los efectos nocivos de los alimentos «insanos» que se ingieren o de una dieta desequilibrada.

Una alimentación adecuada se impone como piedra angular para mantener una buena salud, aunque con frecuencia puede resultar necesario un aporte adicional de vitaminas, minerales, oligoelemen-

tos y compuestos fitoterapéuticos de calidad, que los productos de la industria alimentaria no siempre proporcionan en las cantidades óptimas.

Hoy en día los productos refinados y precocinados han reemplazado en parte a los alimentos frescos y naturales. Además, no se tiene en cuenta que cada ingrediente de la dieta no solo aporta los materiales necesarios para la regeneración celular (proteínas, lípidos, vitaminas, minerales...), sino también una fuerza o energía sutil que ejerce efectos en el organismo. Una fruta fresca, acabada de recoger del árbol, poco tiene que ver con otra que lleva meses almacenada en una cámara de refrigeración, ha madurado durante el transporte y, además, ha sido sometida a plaguicidas.

EL INTESTINO ES CLAVE

El sistema inmunitario no se estructura como un órgano único centralizado, sino que se encuentra repartido por todo el organismo en distintas estructuras y formaciones que interaccionan entre sí, poniendo en juego gran número de células y sustancias diferentes.

El sistema intestinal constituye la parte más extensa y compleja del sistema inmunitario. Está formado por estructuras que impiden el acceso de las sustancias lesivas hacia el interior del organismo. Para ello dispone de una barrera constituida por el epitelio o capa de células que lo recubre, por enzimas digestivas y por la población bacteriana que constituye la microbiota. Pero también posee sus propios órganos inmunes que responden al acrónimo GALT. Se trata de un grupo de órganos linfoides que actúan induciendo y activando la respuesta inmuni-

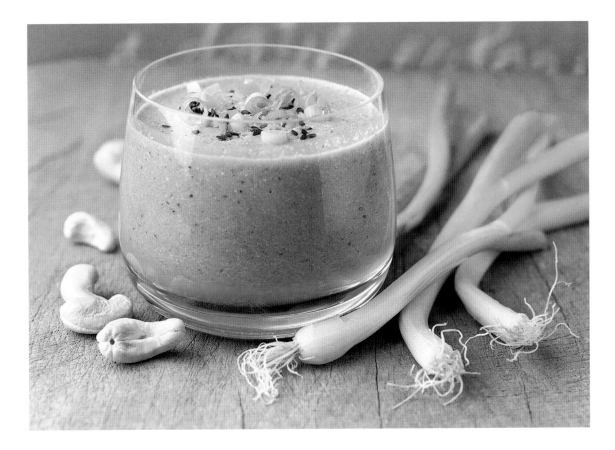

La integridad del sistema inmunitario incluye a todos
los micronutrientes y macronutrientes, por lo que
ha de mantenerse una alimentación variada.

taria intestinal. A su vez, al intestino llegan antígenos que proceden de los alimentos que no son nocivos, por lo que una de las funciones básicas de este sistema es permitir la tolerancia inmunitaria frente a estos antígenos favorables que llegan con los alimentos. Esta tolerancia se expresa mediante una reacción de permisividad frente a los compuestos «amigos» sin atacarlos y permitiendo su viabilidad. El modelo alimentario es determinante de este equilibrio. Las implicaciones del intestino en el sistema inmunitario se resumen en:

• La presencia de una microbiota intestinal que mantiene el equilibrio ecológico bacteriano impidiendo el acceso a los invasores.
• La barrera epitelial que impide el paso de antígenos nocivos.
• El sistema inmunitario intestinal formado por células de defensa especializadas y capaces de producir anticuerpos.

PAUTA ALIMENTARIA IDEAL

El estudio de los efectos de determinados nutrientes sobre el sistema inmunitario constituye la inmunonutrición. Si bien la salud depende de múltiples factores, sabemos que la alimentación se correlaciona con la prevención de muchas enfermedades. El papel de una alimentación equilibrada es importante para mantener la máxima capacidad de respuesta de nuestras defensas naturales.

Los probióticos y prebióticos suponen una aportación dietética importante para las defensas, ya que tienen considerables efectos inmunoestimuladores.

Los aminoácidos que constituyen las proteínas alimentarias participan en las principales funciones inmunitarias. Intervienen como sustrato material de los linfocitos y las inmunoglobulinas, son fuente de energía para los linfocitos, precursores de intermediarios implicados en la respuesta inmunitaria y resultan esenciales en la integridad de estructuras de barrera.

Por ello, una deficiencia de proteínas puede perjudicar la eficacia inmunitaria. Es importante asegurar la ingesta de todos los aminoácidos esenciales, ya sea con la adecuada combinación de alimentos proteicos de origen vegetal o con la incorporación moderada de alimentos de origen animal. Los expertos concluyen que las mejores proteínas están presentes en legumbres, frutos secos y pescado.

GRASAS SALUDABLES

Las grasas tienen una importancia clave en el sistema inmunitario. Hay que tener en cuenta que las ingeridas acaban siendo componentes esenciales de las células del sistema inmunitario, lo que determina su funcionalidad y también su respuesta.

Diversos estudios experimentales han observado que las dietas elevadas en grasas disminuyen de forma importante la producción tanto de linfocitos y la actividad de determinadas células de defensa y afectan tanto a la inmunidad de tipo natural como a la adquirida.

Lo adecuado es mantener una ingesta adecuada de grasas con un claro predominio del aceite de oliva y un correcto equilibrio entre las grasas poliinsaturadas procedentes de la familia de los omega 6 y de la familia de los omega 3. De ahí se deduce pues que el pescado azul, las nueces, la soja y los aceites ricos en omega 3 son alimentos que resultan «inmunosaludables».

HIDRATOS RICOS EN FIBRA

El exceso de harinas refinadas deprime el sistema inmunitario. En cambio, los hidratos de carbono complejos, como los que se hallan en los cereales integrales sin refinar y sus derivados, estimulan el sistema inmunitario por su contenido en fibra y la importante presencia del germen del cereal, que es rico en grasas insaturadas de alta calidad biológica.

Entre los hidratos de carbono refinados más usuales se encuentra el azúcar. Aunque la glucosa es un nutriente esencial de las células inmunitarias, la hipoglucemia y la hi-

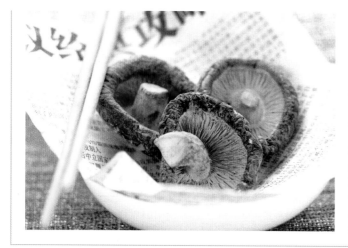

■ ALIMENTAR DEFENSAS

Hay alimentos que participan y mejoran las defensas frente a las infecciones.

Setas. El shiitake, el maitake y el reishi aumentan las células inmunitarias.
Yogur y kéfir. Su consumo regular contribuye a incrementar las defensas intestinales.
Ajo. La alicina que tiene se comporta como antimicrobiano y estimulante inmunitario.
Crucíferas. Tienen antioxidantes, que fomentan la detoxificación.
Cítricos. La ingesta regular de vitamina C estimula la actividad de los linfocitos T, que luchan contra las infecciones.

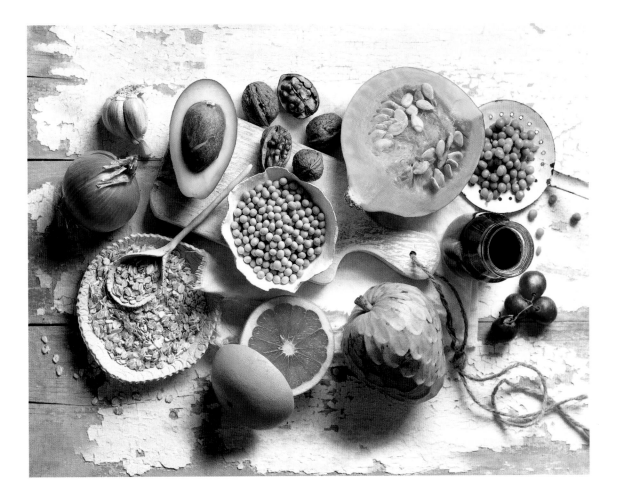

perglucemia alteran la inmunidad, tal como se observa en pacientes diabéticos mal controlados.

MINERALES IMPRESCINDIBLES

El cinc es un cofactor para la acción de diversas enzimas, y su deficiencia afecta de manera importante al sistema inmunitario. Se encuentra sobre todo en los pescados, la yema de huevo, las gambas y casi todos los mariscos y las carnes.

Dentro de los vegetales, son ricos en cinc el germen de trigo, el pan y la pasta integral, las semillas de sésamo y calabaza y las legumbres.

El selenio es el oligoelemento que posiblemente influye más en nuestras defensas. Interviene en el mantenimiento de la estructura de las células inmunitarias, forma parte de las enzimas que participan en la activación de determinadas células inmunocompetentes y participa en el proceso de liberación de factores implicados en la respuesta defensiva. Se encuentra sobre todo en los cereales integrales, las carnes y también en los pescados.

El hierro es esencial para el sistema inmunitario pues su déficit se asocia con una disminución de la capa-

cidad bactericida de los neutrófilos. También afecta a la síntesis de proteínas fundamentales en la llamada respuesta defensiva. Su exceso, por otro lado, incrementa el poder patógeno o lesivo de los gérmenes, lo que a su vez eleva el riesgo de infecciones y disminuye el número de linfocitos T y la actividad de otras células citotóxicas.

El cobre es necesario para evitar alteraciones en los linfocitos, en la producción de anticuerpos y en la eficacia de los mecanismos que conllevan la destrucción de microorganismos patógenos.

AJO Y CEBOLLA CONTRA LOS VIRUS

El consumo diario de estos productos tan típicos de la cocina mediterránea representa un seguro de salud. Son alimentos-medicina que contienen sustancias capaces de luchar contra las infecciones y contra el desarrollo de las células cancerígenas. Para aprovechar todas sus propiedades conviene conocer cómo prepararlos en la cocina.

● Las propiedades del ajo y la cebolla se explican por su contenido en compuestos químicos azufrados como la alicina, el ajoene y el trisulfuro de alilo. Se han utilizado desde hace miles de años como potentes remedios, y actualmente sabemos que pueden mejorar la circulación sanguínea, nos ayudan a resistir las infecciones e incluso a evitar el cáncer. El consumo habitual de una cantidad suficiente de ajo (un mínimo de dos dientes al día) puede reducir el colesterol malo (LDL) un 10%. También resulta muy eficaz para reducir la tensión arterial porque dilata los vasos sanguíneos, inhibe la formación de plaquetas y disminuye el riesgo de que se formen coágulos.

Las propiedades de la cebolla son muy similares: están indicadas en los problemas cardiovasculares, en todas las afecciones de los pulmones y en la prevención del cáncer. Todos los efectos beneficiosos están relacionados con los compuestos azufrados del genero *Allium* –al que, por cierto, también pertenecen los puerros y las cebolletas– y con flavonoides como la quercetina, que además previene las reacciones alérgicas. Se recomiendan unos 60 g diarios, que pueden consumirse como un ingrediente esencial de las ensaladas.

EL MEJOR TRUCO EN LA COCINA

La recomendación tradicional es que se consuman preferentemente crudos, tanto el ajo como la cebolla.

Sin embargo, también se pueden cocinar de una manera que permita la conservación de sus propiedades. Consiste en machacarlos bien en el mortero, esperar media hora y cocinarlos luego. De esta manera, los principios activos como la alicina reaccionan con las enzimas y se generan las sustancias con efectos más beneficiosos. Si se calientan antes de tiempo, las enzimas se destruyen y la reacción química ya no se produce.

■ ESENCIALES DURANTE EL INVIERNO

Los virus y bacterias que nos acosan durante los meses fríos lo tienen más difícil si consumimos ajo y cebolla con regularidad.

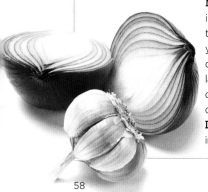

Numerosos estudios indican que combaten desde resfriados y gripes hasta herpes o candidiasis. El ajo alivia la congestión nasal, y la cebolla protege especialmente los pulmones. **Las células** del sistema inmunitario son estimuladas por los principios activos que se hallan en estos bulbos.

Elabora un remedio picando 3 dientes de ajo y 1 cebolla, echa la mezcla en una taza con miel, tápala y deja que repose 15 horas. Toma 4 o 5 cucharadas al día.

LAS ALGAS NUTREN Y DEPURAN

El gusto por las extraordinarias gastronomías orientales nos están acercando al consumo de algas. Estas auténticas verduras marinas poseen tal concentración nutritiva que en cantidades muy pequeñas aportan múltiples beneficios, como proteger los huesos o depurar el organismo. En la cocina estimulan la imaginación con sus variados sabores y texturas.

● Aunque no son exactamente plantas –de hecho, en ellas no se puede distinguir raíz, tallo y hojas–, las algas presentan también una gran riqueza de formas y colores, y crecen por todo el planeta, pero en el mar.

Al igual que sucede con las verduras terrestres, las distintas civilizaciones han seleccionado a lo largo de los siglos las que resultan más sugerentes. En la cocina, una sencilla manera de clasificarlas es según su color: verde, marrón o rojo.

Aunque existen excepciones, aquellas que crecen cerca de la superficie del mar suelen ser verdes (como la lechuga de mar); las marrones crecen a profundidades intermedias (kombu, wakame o cochayuyo), y las rojas prosperan a mayor profundidad (como el alga nori, el musgo de Irlanda o la dulse). Desde el punto de vista nutricional destacan por el contenido en minerales. Son ricas en calcio, en hierro y sobre todo en yodo. Bastan unos gramos para obtener una dosis abundante de este mineral esencial para prevenir el bocio y el hipotiroidismo. De hecho, las algas son tan ricas en yodo que hay que consumirlas con moderación para no cometer un exceso peligroso.

LAS 3 ALGAS MÁS UTILIZADAS

La agar-agar es un excelente sustituto de la gelatina de origen animal, idónea para preparar flanes, natillas y dulces, que además ayuda a reducir el colesterol y a controlar el peso. Se encuentra en láminas y copos y se prepara hirviéndola durante 20 minutos.

La nori, con la que se prepara el sushi, se encuentra entre las más consumidas y seguras. Enriquece con su sabor y sus nutrientes los platos de arroz, sopas, verduras y tofu.

La kombu ofrece un aroma marino intenso. Suele añadirse en los cocidos con legumbres y en muchas recetas se retira antes de servirlas. Es rica en hierro y calcio.

■ SON GRANDES DESINTOXICANTES

...Y en Japón lo saben. De hecho, allí las utilizan para prevenir los efectos negativos de la contaminación.

Los ácidos orgánicos, como el algínico o los fucanos, arrastran y expulsan del cuerpo los tóxicos metales pesados que de otro modo se acumularían en tejidos y órganos. **Para aprovechar** al máximo sus propiedades es recomendable comerlas crudas, después de haberlas puesto en remojo si están desecadas. **No se recomiendan** en caso de sufrir alteraciones de la tiroides, a menos que lo autorice el médico.

LA LIGERA ALCACHOFA

La flor de la alcachofa protege el hígado, el corazón y los riñones gracias a su poder depurativo. También es una potente aliada para metabolizar las grasas y así reducir la concentración de colesterol en la sangre. Tampoco hay que olvidar su efecto sobre la piel: puede conseguir mejoras en trastornos complejos como las dermatitis.

● La alcachofa es un alimento con poder alcalinizante gracias a su riqueza en minerales como calcio, magnesio y potasio, fibra y vitaminas. Una ración de unos 200 gramos procura un 33% del fósforo que precisa el organismo al día, un 18% del potasio, un 15% del magnesio y un 13% del calcio. Aporta asimismo vitaminas del grupo B –como B_1, B_6 y ácido fólico– y algo de vitamina C. Destaca sobre todo por unas sustancias que se encuentran en cantidades muy pequeñas pero de notables efectos fisiológicos, como la cinarina, que ayuda a proteger el hígado, o la inulina, que reduce la concentración de azúcar en sangre y que favorece el equilibrio de la flora intestinal.

DEPURATIVA Y DIGESTIVA

La alcachofa, consumida con regularidad, activa las funciones enzimáticas de las fosfatasas, carboxilasas y oxidasas (la oxidación de las grasas y el paso de cisteína a cistina transcurre más rápidamente), acelera la disociación de muchos peróxidos (radicales libres que deterioran las células), colabora en la absorción de las vitaminas del grupo B, favorece la función hepática, es antiartrítica y ayuda a desintoxicar el organismo. Está también indicada en regímenes adelgazantes.

OTRAS VIRTUDES

Resulta también muy útil en alteraciones que afectan a los riñones. La alcachofa incrementa la diuresis y la excreción de urea. Cuando se altera la función renal, el nivel de urea aumenta en la sangre y puede originar dolorosos ataques de gota. También es útil contra la retención de líquidos con oliguria (producción escasa de orina).

Además, disminuye la tendencia del colesterol a depositarse en las paredes de las arterias, por lo que ejerce un efecto preventivo de la arteriosclerosis y puede mejorar las afecciones crónicas de la piel.

■ GRAN PODER MEDICINAL

La alcachofa es rica en sustancias dulces y amargas fortalecedoras del hígado y reductoras del azúcar y el colesterol.

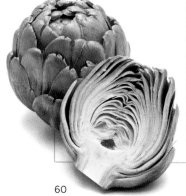

Cinarina. Actúa sobre los hepatocitos (células del hígado), regenerándolos y activando la producción de bilis.
Cinarósido. Es una sustancia aperitiva, que da a la alcachofa buena parte de su sabor amargo y prepara al organismo para recibir y asimilar mejor los alimentos.
Esteroles. La alcachofa contiene betasisterol y estigmasterol. Son sustancias que limitan la absorción del colesterol LDL y su paso al torrente sanguíneo.

LOS ARÁNDANOS PROTECTORES

Esta baya exquisita es poco habitual en nuestra cocina, pero es uno de los alimentos más antioxidantes, protege frente a las infecciones, mejora la circulación y enlentece el deterioro asociado a problemas como el alzhéimer o la diabetes. Es muy probable que la ciencia descubra muchas más propiedades de esta golosina natural.

● El arándano es una falsa baya con una corona en el extremo. Cuando aparece es de color verde pálido, luego adquiere un tono rojizo y finalmente azul oscuro, con una pruina blanquecina, como la capa que recubre las uvas. Entre julio y septiembre están listos para ser recogidos y en su mejor momento.

Los componentes más destacados de los arándanos son las antocianinas que les dan color. Se hallan en mayor proporción en los arándanos silvestres de pulpa oscura y poseen propiedades antioxidantes y antiinflamatorias.

Si se consumen de forma habitual reducen el riesgo de sufrir una variedad de enfermedades al contrarrestar el efecto de los radicales libres. No dejan de aparecer estudios que revelan sus cualidades, que sorprenden incluso a los investigadores.

UN FRENO A LAS INFECCIONES

Las sustancias presentes en los arándanos impiden que las bacterias se fijen y se multipliquen en los tejidos.

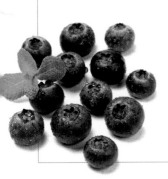

Urinarias. Una indicación tradicional del arándano es la prevención y el tratamiento de infecciones urinarias.
Digestivas. Varios estudios han demostrado que sus componentes combaten los virus y bacterias que causan afecciones digestivas. Así impiden que se desarrollen las úlceras.
Cáncer. Los ácidos orgánicos elágico, clorogénico y cumárico son eficaces para evitar la aparición de tumores de estómago, hígado, colon y piel.

Sus propiedades parecen beneficiar sobre todo al cerebro. Varios estudios indican que su consumo regular hace más lento el declive cognitivo asociado al alzhéimer y otras enfermedades degenerativas.

Otros estudios señalan su eficacia para bajar la hipertensión, reducir los triglicéridos, aumentar el colesterol «bueno» y prevenir la oxidación del «malo». Estos efectos ayudan a reducir el riesgo de trastornos circulatorios y del corazón.

Buena parte de estos beneficios pueden deberse a la capacidad de varios componentes para mejorar el estado de los vasos sanguíneos que irrigan los órganos. Por la misma razón favorecen el buen estado de las arterias, reducen las varices y ayudan a disolver trombos que podrían causar infartos.

Investigaciones de laboratorio indican que pueden prevenir y mejorar la degeneración macular y otros problemas de ojos. También se han empleado con éxito en el tratamiento de trastornos como diabetes, artritis y ácido úrico.

LA AVENA TE HACE MÁS FUERTE

La avena goza de una justa fama como alimento preferido de los deportistas. Sabrosa y rica en hidratos de carbono, proteínas y fibra, ayuda a regular el colesterol y a prevenir los altibajos de glucosa. No solo es nutricionalmente muy completa, sino que supera con mucho a otros cereales más populares. Incluirla en la dieta es más fácil de lo que parece.

● En el Mediterráneo, el cereal por excelencia ha sido siempre el trigo. Hasta tal punto que los antiguos romanos se burlaban de los germanos llamándoles «bárbaros comedores de avena», porque para ellos no era más que una mala hierba usada como forraje para caballos. Pero la avena fue abriéndose paso poco a poco en los países del sur. Hoy la toman desde vegetarianos a personas que quieren adelgazar, pasando por deportistas, culturistas, pacientes de muy diverso tipo y parejas que desean aumentar su fertilidad.

EL SECRETO ESTÁ EN LA FIBRA

La avena contiene una fibra llamada betaglucano que, a diferencia de la de otros cereales, es de tipo soluble. Consumir 3 g diarios de la misma (o 75 g de copos o 40 g de salvado), contribuye a bajar los niveles de colesterol malo. También beneficia a diabéticos no insulinodependientes al ayudar a estabilizar el azúcar en la sangre: tomarla en el desayuno, por ejemplo, favorece que este nivel se mantenga más estable. Y en obesidades severas puede reducir la hipertensión. Además, ejerce un efecto prebiótico.

Contiene otras sustancias beneficiosas, como la lecitina, o fitoesteroles como el avenasterol o el betasitosterol, con efectos comprobados en el control del colesterol plasmático y el LDL o «malo». Protegen ante algunos tipos de cáncer, como los de colon, mama o próstata, y ante la enfermedad coronaria. Además, la avena estimula la glándula tiroides, que participa en el metabolismo de las grasas.

Es fácil incluir la avena en la dieta. Los copos se toman en mueslis para el desayuno. Si no se quieren calentar, basta con dejarlos en el frigorífico la noche antes, remojados con leche o yogur. Así su digestión será aún más fácil y saciarán hasta la hora de comer. La leche de avena y las barritas de cereales son otras presentaciones atractivas.

■ NUTRE LAS DEFENSAS

Para funcionar, nuestro sistema inmunitario necesita nutrientes que se encuentran en abundancia en la avena.

Vitamina B$_6$. Las personas con las defensas bajas sufren a menudo de una deficiencia de este nutriente esencial, necesario para la maduración de los linfocitos. En el grano de la avena se encuentra en abundancia.

Selenio. Es un mineral antioxidante difícil de encontrar. La avena lo contiene en dosis suficientes para estimular la inmunidad y prevenir las infecciones, sobre todo en ancianos. La avena ecológica es más rica en este mineral.

CÍTRICOS, REYES DE LA VITAMINA C

Las frutas cítricas, jugosas y deliciosamente ácidas, constituyen una excelente fuente de vitamina C. Este es seguramente el nutriente elegido si queremos potenciar el sistema inmunitario. Es capaz de prevenir eficazmente las infecciones y es un potente antioxidante que protege y regenera las mucosas y los tejidos.

● Naranjas, mandarinas, limones, limas y pomelos son las frutas cítricas más conocidas en nuestros mercados y se caracterizan por su sabor ácido. Esto se debe principalmente a su contenido en ácido cítrico, una sustancia de propiedades desinfectantes. Otro ácido es el ascórbico, mucho más conocido como vitamina C. Además aportan fibra, carotenoides y flavonoides, que en conjunto componen una auténtica fórmula magistral para reforzar el sistema inmunitario y evitar infecciones y enfermedades en general. Los estudios indican que el consumo abundante de alimentos ricos en vitamina C se relaciona con un riesgo menor de morir por cualquier causa.

EL REGALO QUE TRAE EL FRÍO

Los cítricos llegan al mercado en los meses fríos, precisamente cuando más se les necesita por su riqueza en vitamina C. Este nutriente es útil para prevenir las infecciones por virus, pero una vez ya se está resfriado o con gripe lo que hace es acortar la duración de los síntomas y prevenir las complicaciones.

Las frutas cítricas mejoran también el estado del sistema cardiovascular y contribuyen a prevenir la anemia por deficiencia de hierro porque mejoran la absorción de este importante mineral.

BUENOS PARA LA CIRCULACIÓN

La hesperidina, la rutina y la quercetina son algunos de los flavonoides presentes en los cítricos. También conocidos como vitamina P, se hallan en la parte blanca de la piel y favorecen la absorción de la vitamina C. Presentan, además, un gran número de propiedades para la salud: fortalecen las paredes de los vasos sanguíneos, evitan la oxidación del colesterol...

Para obtener todos los beneficios de los cítricos es necesario consumirlos enteros o, al menos, en zumo con toda la pulpa.

■ MEJOR TÓMALOS ENTEROS

Los estudios indican que los efectos positivos se atribuyen al consumo de la fruta entera, más que a los zumos.

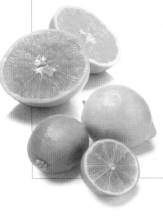

La mezcla de vitamina C, bioflavonoides como la quercitina, minerales como el hierro y fibra digestiva ejerce un efecto positivo sobre el organismo que no puede ser imitado por ningún preparado de laboratorio farmacéutico.

La campeona en vitamina C es la naranja, pues una sola pieza de esta fruta (150 g), cubre las necesidades diarias de una persona adulta. Esta cantidad también está en dos mandarinas (200 g) o un pomelo grande (225 g).

CRUCÍFERAS, MEJOR AL DENTE

La extensa familia de las coles es muy rica en sustancias antioxidantes, compuestos azufrados y ácido fólico, entre otros agentes beneficiosos. Su ingesta habitual previene varios tipos de cáncer, regula la tensión arterial y favorece la asimilación de hierro. La mejor manera de aprovechar sus principios activos es consumiéndolas crudas o ligeramente cocidas.

● El sulforafano es el protagonista saludable que se halla, en mayor o menor cantidad, en cada uno de los miembros de la familia de las coles. Este compuesto es anticancerígeno y desintoxicante.

BRÉCOL
Aporta sulforafano en abundancia y otros componentes propios de las crucíferas en elevadas cantidades: vitaminas A, B_2, B_6, C, ácido fólico,

así como calcio, potasio, fósforo y hierro. Útil para combatir la hipertensión y el colesterol, resulta delicioso crudo, en guarnición, cocinado al vapor o escaldado.

COL LOMBARDA
Debe su color morado intenso a la presencia de antocianinas, pigmentos antioxidantes que previenen las enfermedades degenerativas. De sabor dulzón, se usa en

ensaladas con zanahorias, naranjas o salteada con manzana. También en sopas y potajes. Aporta hierro, potasio, fósforo, calcio, vitaminas C y A, y mucha fibra.

REPOLLO
Crudo es ideal para ensaladas y fermentado es la base del chucrut, un probiótico que refuerza la flora intestinal. Es una buena fuente de calcio, fósforo, magnesio, potasio y vitaminas C y B.

COLIFLOR
Las hay blancas, moradas y verdes. Contienen antioxidantes y vitaminas C y B, sobre todo ácido fólico. Entre sus minerales destacan el calcio, el fósforo y el magnesio. También son ricas en fibra.

COL DE BRUSELAS
De sabor intenso, es apropiada para cocinar en estofados, al vapor o hervida. Contiene clorofila, glucosinolatos y vitaminas A, C y K. Destaca por el alto nivel de ácido fólico o vitamina B_9. Es rica en minerales que refuerzan los huesos.

■ AGENTES ANTICANCERÍGENOS

Entre sus múltiples propiedades beneficiosas, la más importante es su reconocido efecto preventivo ante los tumores.

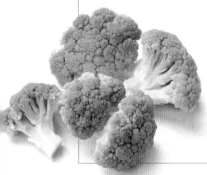

La dieta debe incluir diariamente alguna crucífera, a ser posible cruda. Mientras se mastican se liberan sustancias que, al mezclarse, se convierten en un compuesto, el sulforafano, que protege a las células frente a posibles ataques.

Estudios de la Universidad de Texas comprobaron que las crucíferas evitan que células precancerosas se conviertan en malignas. De esta manera colaboran con el sistema inmunitario en la prevención de una grave enfermedad.

GERMEN DE TRIGO, PEQUEÑO GIGANTE

Aunque el germen es una pequeña parte del grano de trigo, la cantidad de nutrientes que contiene es impresionante. Es una fuente abundante de proteínas, vitamina E y selenio, entre otros nutrientes. Además, es rico en ácidos grasos poliinsaturados, por lo que es un superalimento capaz de prevenir las enfermedades del corazón.

● El germen de trigo tiene propiedades antienvejecimiento destacables: gracias a su composición nutricional favorece la conservación de las habilidades intelectuales, el desarrollo muscular y la resistencia o la curación de las heridas. Su consumo habitual reduce el riesgo de sufrir enfermedades relacionadas con el paso de los años, como los infartos cerebrales, las cataratas o ciertos tipos de cáncer.

Se encuentra en forma de cápsulas, perlas, polvos, copos y aceite. Los copos, con sabor anuezado, constituyen la presentación más versátil en la cocina: basta espolvorearlos sobre cualquier plato para potenciar sus cualidades nutritivas. También se pueden mezclar con sopas y yogures.

El aceite, por su parte, se emplea crudo en ensaladas, por ejemplo, pues al calentarlo se perdería su vitamina E y se enranciaría. Por otra parte, siempre conviene consumir el germen de trigo, en cualquiera de sus formas, junto con un alimento rico en vitamina C para potenciar la asimilación del hierro que contiene. De esta manera se convierte también en un producto antianémico, interesante para las personas con tendencia a sufrir este trastorno, como muchas adolescentes y mujeres en edad fértil.

■ ACEITE MUY RICO EN VITAMINA E

El aceite del germen de trigo se puede consumir como un suplemento natural de esta vitamina antioxidante.

Una cucharada sopera de aceite de germen de trigo contiene hasta el 190% de las necesidades diarias de vitamina E (unos 20 mg).
Se puede utilizar para tratar «desde dentro» afecciones de la piel como las estrías del embarazo y al mismo tiempo para reducir la hipertensión y cuidar la salud del corazón.
Otra de las indicaciones del germen de trigo es que potencia la fertilidad, pues mejora la funcionalidad de la mucosa vaginal.

EN SOLO UNA CUCHARA

Una cantidad modesta de germen de trigo en copos, inferior a 30 g, aporta solo 63 calorías, pero van acompañadas de 7 g de proteínas, el 56% de las necesidades diarias de vitamina B_6 (un nutriente fundamental para el equilibrio del sistema nervioso y el buen estado de la piel y el cabello), el 42% de la vitamina B_1, el 39% del selenio, el 34% del ácido fólico (imprescindible para las mujeres que desean quedarse embarazadas, pues es esencial para el desarrollo del sistema nervioso de su hijo durante la gestación) y hasta el 17% de la vitamina E.

LA LEVADURA TE DA MÁS ENERGÍA

Extraordinariamente rica en vitaminas del grupo B –que transforman los nutrientes en energía física y mental, entre otras funciones–, además de en minerales y aminoácidos, la levadura de cerveza o nutricional es a la vez un suplemento y un rico condimento. Resulta especialmente interesante para las personas que prescinden de los productos lácteos.

● La levadura de cerveza constituye un suplemento dietético de primer orden. Es el mismo fermento –*Sacharomyces cerevisae*– que se utiliza para elaborar la bebida, pero se ha tratado con altas temperaturas y ha perdido la capacidad de fermentación. Su sabor es amargo y no debe confundirse con la «levadura de panadero» que se utiliza para fabricar pan, vino u otros alimentos. Como suplemento alimenticio es muy rica en vitaminas del grupo B, minerales como cinc, cromo y hierro, y proteínas (hasta el 60% del peso).

UN GRAN RECONSTITUYENTE

Por esta abundancia de nutrientes se recomienda especialmente a los adolescentes, sobre todo a los chicos, por la riqueza en cinc que favorece el desarrollo correcto de su sistema reproductor. También asegura el buen estado de las uñas, el cabello, la piel y los músculos, que resultan fortalecidos (esta es la razón por la que muchos atletas incluyen la levadura en su dieta). Es un buen complemento en la dieta de las personas agotadas o que padecen anemia porque a su elevado contenido en hierro se le suma una aportación significativa de cobre que facilita su asimilación del mineral.

Lo fortalece gracias a su elevado aporte de vitaminas del grupo B. Además, ayuda a conciliar el sueño por su alto contenido en triptófano. *El Sacharomyces* influye directamente en la mejora de las funciones de la célula hepática, gracias a la acción de la metionina, el ácido glutámico y la colina.

La levadura de cerveza se encuentra en el mercado en forma de copos o de comprimidos. En forma de copos se pueden tomar hasta tres cucharadas soperas al día, mezcladas con zumos o sopas tibias, o espolvoreadas sobre platos de pasta como si fuera queso rallado. En la presentación en cápsulas debe atenderse siempre a las indicaciones del fabricante.

■ FUENTE DE VITAMINAS

Cubre los requerimientos básicos de ciertos nutrientes y nos brinda un aporte seguro de vitaminas y minerales.

La principal diferencia entre la levadura de cerveza en copos y la llamada «nutricional» es que esta es más pura y no tiene un gusto amargo. Su sabor recuerda a una agradable mezcla de nueces y queso (los vegetarianos que no consumen productos lácteos son muy aficionados a ella). Suele estar enriquecida con vitamina B_{12}.

Puedes espolvorearla sobre verduras, patatas asadas, palomitas de maíz... y así enriquecerás la receta.

REMOLACHA, LA FUERZA DEL COLOR

La remolacha es una excelente fuente de ácido fólico, vitamina C y hierro. No es extraño que se haya considerado un alimento muy recomendable en los casos de anemia, falta de energía o defensas bajas. Su color es debido a pigmentos con potentes efectos antioxidantes y anticancerígenos. Se puede consumir tanto cruda como cocida.

● La remolacha es posiblemente uno de los alimentos preferidos por la humanidad desde tiempos prehistóricos. Las antiguas civilizaciones de las riberas del Mediterráneo la conocieron y la consumieron de manera habitual.

Una ración de 100 g cubre la tercera parte de las necesidades diarias de ácido fólico de un adulto, la sexta de las de vitamina C, el 8% de las de potasio y magnesio, y el 6% de las de hierro. Además de los nutrientes, destacan los pigmentos. La betanina posee efectos estrogénicos, antioxidantes y anticancerígenos. Esta sustancia está presente en la raíz e incluso más en las hojas, de las que se puede extraer el jugo.

CONTRA LA HIPERTENSIÓN

Muchas enfermedades pueden beneficiarse del consumo de remolacha. Estudios realizados en el año 2008 indican que ingerir medio litro de jugo de remolacha al día reduce la hipertensión arterial. Esto es debido a que el jugo, al mezclarse con la saliva, se convierte en nitrito, el cual es transformado por el ácido clorhídrico del estómago en óxido nítrico y este, por su parte, actúa como reductor de la hipertensión arterial.

Este efecto puede ser utilizado por los atletas –y por cualquier persona sana– para potenciar su rendimiento físico, pues mejora la llegada de oxígeno y nutrientes a músculos y tejidos a través de la irrigación sanguínea.

CÓMO TOMARLA

Para potenciar la eficacia preventiva se puede consumir la remolacha en crudo, bien rallada en las ensaladas o bien consumiendo inmediatamente el jugo recién extraído.

La remolacha cocida es un alimento energético, pues esta raíz se compone en un 10% de hidratos de carbono, de los cuales el 80% son azúcares simples. Pero una ración de 100 g aporta solo 43 calorías.

ALIADA CONTRA EL COLESTEROL

La combinación de fibra y pigmentos antioxidantes es una eficaz defensa contra las afecciones relacionadas con el colesterol.

Eliminación. La fibra de la remolacha absorbe el colesterol en el tubo digestivo y favorece su expulsión con las heces. De esta manera impide que llegue a la sangre y se acumule en las paredes de los vasos sanguíneos.

Evita la oxidación. El colesterol no se convertiría en un problema si no se oxidara. La betanina de la remolacha tiene efecto antioxidante sobre el colesterol, como ha probado un estudio realizado en la Universidad de Kiel.

SEMILLAS, PEQUEÑO GRAN TESORO

A veces la grandeza nutritiva se esconde en alimentos muy pequeños. Es lo que ocurre con las semillas: son fuente de vitaminas del grupo B, minerales que no se hallan fácilmente en otros alimentos, aminoácidos y ácidos grasos sanos. Además, son sabrosas y versátiles en la cocina. Al incorporarlas a la dieta nos garantizamos un aporte suficiente de muchos nutrientes.

● Como cápsulas de vida, las semillas encierran en su interior toda la fuerza vital que las empuja a germinar y acabar fructificando en una hermosa planta. Son las estructuras con las que el mundo vegetal crea una nueva generación.

En el interior atesoran el germen y alrededor, el alimento para sustentar el crecimiento. La capa exterior es protectora y está compuesta de fibra –beneficiosa para la salud de nuestro sistema digestivo– y de compuestos químicos vegetales que también nos defienden a nosotros frente a las enfermedades.

LAS SEMILLAS EN LA DIETA

Incluirlas en la dieta significa aprovechar toda esa energía concentrada y, a la vez, las cualidades de la planta en potencia. Por ello son un alimento valiosísimo. Las semillas propiamente dichas, desde el punto de vista alimentario, son alimentos que no suelen clasificarse entre los cereales, las legumbres o los frutos secos (aunque todos estos son también semillas). Cada semilla es un mundo y conviene destacar sus particularidades por separado.

Amapola. Tiene un suave efecto relajante y son muy ricas en calcio y otros minerales.

Calabaza. Ricas en ácidos grasos omega 6. Aportan cinc, magnesio, fósforo, hierro y vitamina E.

Girasol. La alta proporción de omega 6 sobre omega 3 las hace menos cardiosaludables. Aportan vitaminas (E, K y B$_1$) y minerales (fósforo, magnesio, selenio y hierro).

Sésamo. Su sabor recuerda a la nuez y se acentúa al tostarlas. Son una gran fuente de vitaminas y minerales (en especial, calcio y hierro).

Fenogreco. Son ricas en proteínas. Resultan laxantes y son un buen tónico digestivo y hepático.

Mostaza. Son muy ricas en selenio y se consideran anticancerígenas y antiinflamatorias.

Hinojo. Mejoran los cólicos del lactante y el mal aliento.

■ FUENTES DE OMEGA 3

Las semillas de calabaza y las de lino son ricas en este tipo de ácidos grasos, que colaboran con nuestras defensas.

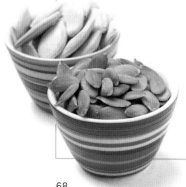

Los omega 3 son nutrientes esenciales para la inmunidad y para la salud del sistema nervioso. Sin embargo, no se encuentran fácilmente en los alimentos. Por eso es frecuente la deficiencia en buena parte de la población.

El pescado azul y el blanco de aguas frías son las principales fuentes dietéticas de omega 3. Las semillas de calabaza y las de lino también lo contienen. Puedes añadirlas a ensaladas y mueslis o echarlas sobre tostadas.

LA UVA ES ENERGÍA CONCENTRADA

No hay ninguna razón para mostrar precauciones con las uvas.
Son dulces, pero también contienen mucha agua y fibra, por lo que no
aportan azúcares en proporciones excesivas. Al contrario, su consumo
es recomendable porque revitalizan y depuran el organismo, favorecen
la salud cardiovascular y son anticancerígenas.

● De las vides cargadas de generosos racimos se recogen en septiembre los granos preciados de la uva. De la cosecha mundial, aproximadamente dos terceras partes se destinan a elaborar vino, y la restante se emplea como fruta de mesa y para obtener pasas. Sin embargo, disfrutar de ella al natural, con su pulpa dulce y jugosa, es uno de los grandes placeres con los que se despide el verano y nos da la bienvenida el otoño.

Cada grano constituye una pequeña píldora de minerales, vitaminas y sustancias antioxidantes que depuran, revitalizan y regeneran el organismo.

ENERGÍA DULCE

En la uva destacan dos tipos de nutrientes: los azúcares y las vitaminas del complejo B. Por el contrario, aporta pocas proteínas y grasas. El potasio, el cobre y el hierro son los minerales más abundantes, aunque también contiene calcio, fósforo, magnesio, azufre y selenio. Todas las vitaminas que aporta la uva cumplen, entre otras, la función de metabolizar los azúcares, lo que facilita que las células puedan asimilarlos y aprovechar así toda su energía. Pero, además, un gran número de estudios científicos relacionan la buena salud cardiaca de los pueblos mediterráneos, en parte, con los efectos de algunas sustancias presentes en la uva.

ÁCIDOS ORGÁNICOS

Entre estas sustancias se encuentran el resveratrol anticancerígeno y los ácidos orgánicos. Estos ácidos estimulan la eliminación de residuos metabólicos que tienden a acumularse en el cuerpo y a causar problemas, como el ácido úrico.

Para hacer una cura depurativa con uvas –muchas personas la realizan preventivamente cada otoño– se han de tomar sin pelar y con las pepitas, ya que estas estimulan las paredes intestinales y favorecen el tránsito digestivo.

■ GRAN PODER ANTIINFLAMATORIO

La uva –sobre todo la roja– es rica en fitoquímicos que protegen el organismo frente a todo tipo de enfermedades.

Polifenoles. Destacan flavonoides como la quercetina y las antocianinas. Estas sustancias, de gran poder antioxidante, protegen la pared de los vasos sanguíneos y hacen más lentos los procesos de envejecimiento.

Resveratrol. Está presente en la piel y las semillas de la uva (especialmente la de cultivo ecológico), y posee acción anticancerígena. También es antiinflamatoria y refuerza la eficacia del sistema inmunitario.

LAS VALIOSAS VERDURAS DE HOJA

Todos los expertos en nutrición recomiendan que se coma la mayor cantidad posible de verduras. Solo tienen ventajas, pues incluyen sustancias vitales para el organismo y con ellas es prácticamente imposible excederse en la cantidad de grasas o calorías. Aportan vitaminas, minerales y fitoquímicos, que ayudan a mantener las defensas en plena forma.

● Los estudios científicos indican que un consumo abundante de verduras está relacionado con una incidencia menor del cáncer. En este efecto protector desempeñan un papel las vitaminas y los minerales (sobre todo, vitamina A en forma de betacaroteno, vitamina B_6, ácido fólico, magnesio y hierro), pero se debe especialmente a los llamados fitoquímicos, sustancias peculiares de los vegetales que tienen distintos efectos sobre el organismo, la mayoría relacionados con la eficacia del sistema inmunitario. Los fitoquímicos también ayudan a reducir el riesgo de sufrir enfermedades como el cáncer, la diabetes, los problemas de circulación y la osteoporosis.

CON TODAS SUS PROPIEDADES

Las espinacas aportan el magnesio que necesitan los músculos, el corazón y los vasos sanguíneos. Evitan los calambres además de aumentar la capacidad para obtener energía a partir de los azúcares. Sin embargo, su riqueza en oxalatos aconseja consumirlas con moderación, sobre todo si existe la tendencia a formar cálculos renales.

Las acelgas alivian los problemas estomacales e intestinales (se aconsejan especialmente en caso de estreñimiento y hemorroides). Son ricas en vitamina C –si se consumen solo ligeramente cocinadas–, provitamina A, hierro y calcio. También están indicadas en los problemas urinarios (porque aumentan el flujo de orina) y mejoran problemas de piel (como el acné y los abscesos).

La rúcula es otra de las verduras de hoja que te conviene por su riqueza en ácido fólico, vitamina C y calcio. Su ligero sabor picante casa muy bien con tomate y queso fresco.

El apio es uno de los alimentos más depurativos que existen y resulta imprescindible en las dietas de adelgazamiento. Además, ayuda a bajar la tensión arterial y se recomienda ante las arritmias, gracias a su contenido en magnesio.

■ LECHUGA PARA DORMIR MEJOR

La lechuga es una verdura muy interesante porque se consume habitualmente y cruda, con todos sus nutrientes intactos.

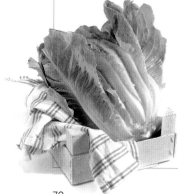

Antioxidantes. Sus nutrientes antioxidantes previenen todo tipo de enfermedades crónicas, degenerativas y cáncer. **Es aperitiva.** Abre el apetito y la fibra favorece la buena digestión y el aprovechamiento de los nutrientes.

Es relajante. Calma los nervios y ayuda a conseguir un sueño apacible y reparador. El principio activo responsable se encuentra en el látex blanco que sale al cortar el tallo. Además, previene la espina bífida y la anemia.

ZANAHORIA, RICA EN VITAMINA A

Esta raíz dulce, ligera y muy agradecida en la cocina, actúa como un auténtico bálsamo en el sistema digestivo y fortalece las defensas gracias a su extraordinario contenido de betacaroteno (provitamina A). Este antioxidante es un gran aliado de la piel, de las mucosas y de la vista, porque los protege frente a los radicales libres.

● Hundida bajo tierra, esta raíz va atesorando nutrientes esenciales que la convierten en una auténtica aliada de la salud: es rica en minerales y vitaminas, facilita la digestión, neutraliza la acidez, regula el tránsito intestinal y ejerce una potente acción antioxidante que protege el organismo entero. Además contribuye de una manera importante en la formación de una dentadura sana y bien fuerte.

VITAMINAS Y ANTIOXIDANTES

La zanahoria apenas aporta grasas (0,2%) ni proteínas (1%). Debe su sabor dulce a sus hidratos de carbono (5,2%), de los que proceden sus escasas calorías: solo 27 por cada 100 g. Es una fuente más que aceptable de vitaminas del grupo B –una ración de 200 g proporciona el 10% de las vitaminas B_1 y B_6 y el 18% del ácido fólico que el organismo precisa al día–, así como de las antioxidantes

C y E –satisface el 27% de las necesidades de la primera y el 10% de la segunda–. Posee además una gran variedad de minerales esenciales y oligoelementos, pero destacan el hierro (hasta el 35% de las necesidades diarias tomando 200 g), el potasio, el yodo (15%) y sobre todo el betacaroteno. Esta sustancia, que le confiere el color anaranjado, es convertida en vitamina A por el hígado a medida que el organismo la necesita. Una ración de 100 g cubre las necesidades diarias de vitamina A.

La proporción de fibra en la zanahoria también es significativa. Constituye un 3% de su peso y la mayor parte se halla en forma de pectina, una sustancia que suaviza las mucosas del aparato digestivo y normaliza el tránsito intestinal.

PODER MEDICINAL

Su peculiar aroma es debido a un aceite esencial que se ha demostrado eficaz contra los parásitos intestinales. En medicina natural se considera depurativa, antianémica y un remedio eficaz contra los gases y la retención de líquidos.

■ UNA GRAN FUENTE DE VITAMINA A

De entre todas las vitaminas y minerales que tiene la zanahoria, destaca por encima de todos su contenido en betacaroteno.

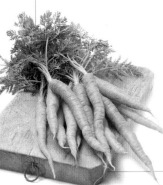

Déficit de vitamina A. La carencia de este nutriente esencial conlleva alteraciones oculares, óseas, cutáneas y reproductivas. La capacidad para defenderse de las infecciones disminuye y se siente cansancio y falta de apetito.

¿Cuánta aporta? La zanahoria cocida aporta una media de 850 mcg de vitamina A por cada 100 g de producto. Las necesidades diarias son: 400 mcg en niños, 900 mcg en adultos y 1.200 mcg en las mujeres lactantes.

LOS ZUMOS MÁS CURATIVOS

Recién hechos, naturales y deliciosos. Los zumos son la forma más sencilla de tomar las frutas y verduras crudas que necesitas, a la carta: détox, energéticos, antioxidantes... Los jugos verdes son una buena manera de incorporar más verduras a la dieta y de aprovechar todos los nutrientes que nos brindan al consumirlos y que pueden fortalecer nuestras defensas.

● Cada día surgen más zumerías y *juice bars* donde degustar los más diversos zumos (sin fibra) o batidos (con fibra) de frutas y otros vegetales recién hechos. Podríamos pensar que nos encontramos frente a una nueva moda. Sin embargo, consumir zumos es una tradición con siglos de antigüedad. Y no es de extrañar que resurja en nuestros tiempos con tal intensidad. Es la reacción lógica a los malos hábitos de una sociedad que abusa de los alimentos refinados, modificados, cargados de químicos y azúcares, tan poco nutritivos.

Las personas más preocupadas por su alimentación y su salud encuentran en el consumo habitual de este tipo de zumos una garantía frente a la aparición de enfermedades degenerativas e inflamatorias como la diabetes, el colon irritable, los problemas de tiroides, el cáncer, o las alergias alimentarias. Y es que quienes consumen más frutas y verduras frescas y crudas tienen en general menor probabilidad de padecer enfermedades inflamatorias y degenerativas.

VEGETALES AL RESCATE

Para beneficiarse de sus propiedades rejuvenecedoras se recomienda consumir cada día al menos 5 raciones de verduras y 3 de frutas, a ser posible crudas.

Tu dosis diaria de crudos. La mayoría de nosotros, con nuestra agenda llena, no dispone del tiempo ni de la oportunidad de consumir tales cantidades cada día. Añadir a la dieta zumos frescos, sobre todo de verduras, es una manera ideal de complementarla con lo más valioso de los alimentos más nutritivos.

Descanso para el estómago. Los zumos no son solo una manera fácil y efectiva de obtener la ración diaria necesaria de vegetales, sino que permiten descansar al sistema digestivo al no tener que digerir tanta fibra (que en exceso puede hacer que te sientas hinchada y pesada).

■ CÓMO LIMPIAR TU HÍGADO

Este órgano es la gran depuradora del organismo y puedes ayudarle a cumplir con su función desintoxicante.

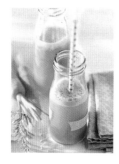

El hígado actúa como un filtro: elimina toxinas de la sangre. Si funciona mal hay problemas de piel, trastornos menstruales, depresión...
Los mejores alimentos para el hígado son los fáciles de digerir, con pocas grasas y azúcares, y las infusiones de tipo amargo.
Tomar zumos ligeros e infusiones amargas por la mañana en ayunas es de gran ayuda.
Incorporar este hábito sencillo ayudará al hígado a eliminar los extras que se han acumulado.

El zumo aporta agua de los vegetales y repone líquidos perdidos en procesos metabólicos.

Todos los zumos que se hayan elaborado con cualquier tipo de exprimidor o extractor se deben consumir justo después de ser preparados, ya que se oxidan muy rápidamente.

Te revitalizan. Te sientes bien de inmediato porque su digestión es ligera. ¡Y más si se toman en ayunas!

DOS FORMAS DE HACER ZUMO

Para extraer los zumos, necesitamos triturar los vegetales, idealmente con una máquina que separe fibra y líquido. Hay diversos modelos: están los extractores masticadores o *cold press* y los extractores centrifugadores con cuchilla.

Extractores *cold press:* estos «masticadores» o extractores «de presión en frío» poseen un sistema de rodillo que gira muy lentamente para aplastar o «masticar» los alimentos sin calentarlos ni oxidarlos y preservando al máximo sus propiedades nutricionales.

Extractores rápidos: trituran mediante corte centrifugando a alta velocidad, por lo que tienen un efecto más oxidante en el zumo.

Tomarlos al momento: lo importante, sea cual sea el extractor que tengamos, es hacer los zumos a diario y consumirlos recién hechos.

Al separar la fibra del agua biológica contenida en los alimentos, esta se oxida rápidamente y sus beneficios se reducen o se pierden. Lo que antes era antioxidante se vuelve oxidativo. El caso de los batidos es distinto, al mantenerse la pulpa la oxidación es más lenta.

BENEFICIOS MÚLTIPLES

Otra ventaja de tomar zumos crudos es la facilidad de asimilación de los nutrientes. Cuando tomas ve-

◼ ANTIOXIDANTE PARA EL CORAZÓN

Con esta mezcla de frutos rojos de delicioso sabor se consiguen beneficios para la salud de nuestro corazón.

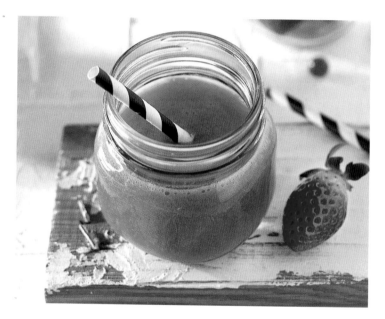

INGREDIENTES PARA 1 PERSONA:
- 2 ciruelas rojas o 1 granada (según la temporada)
- Media taza de frambuesas en su punto justo de madurez
- Media taza de fresas
- Media taza de grosellas

Saca el zumo de todos los ingredientes, preferiblemente con un extractor de zumos lento. Las frutas rojas son muy sensibles a la oxidación de un extractor centrifugador.

Mezcla bien con una cucharilla y consume al momento.

PROTEGE TUS ARTERIAS. Las frutas y los vegetales con antioxidantes favorecen la elasticidad de los vasos y benefician al corazón. Su color rojo los hace fáciles de reconocer, aunque también pueden ser azules o morados. Debes incluir en tu dieta tomate, pimiento rojo, açaí, granada, arándanos, moras negras, ciruelas rojas y negras, grosellas, fresas, manzana roja, cerezas... Sus antioxidantes ayudan a contrarrestar a los radicales libres, a reducir el colesterol y a regular la tensión arterial. También previenen todo tipo de infecciones, especialmente las urinarias.

getales enteros, algunos nutrientes quedan atrapados en la fibra; al consumirlos en forma de zumos se incorporan a la sangre con rapidez. **Una ayuda depurativa.** Los zumos tienen, además, un ligero efecto laxante. Asisten al organismo en la depuración diaria matinal, que ocurre de manera natural de 4 de la madrugada a 12 del mediodía. **Poder hidratante.** Al aportar el agua biológica de los vegetales (cargada de nutrientes y fitonutrientes), ayudan a reponer los líquidos perdidos en los procesos metabólicos. Aumentan la alcalinidad de los fluidos orgánicos –sobre todo los zumos menos dulces y más ricos en clorofila y minerales–, lo que estimula el funcionamiento de los sistemas inmunitario y metabólico.

MÁS VERDE QUE FRUTA

Es importante favorecer el uso de vegetales verdes y emplear poca fruta o ninguna, o dar prioridad a la fruta poco dulce. De lo contrario, los zumos incrementarían demasiado rápido los niveles de azúcar en sangre y, si se tomaran de forma habitual, no ayudarían al equilibrio del sistema inmunitario. **Menos es más.** Lo mejor es optar por combinaciones sencillas. **Escoge de 3 a 5 ingredientes** como máximo para facilitar el trabajo al sistema digestivo y la asimilación. **Pon clorofila.** Incluye hojas verdes tiernas –espinacas, lechuga, berzas, perejil, albahaca, menta– o tallos como el apio. Alcalinizan y aportan carotenos, magnesio y hierro. **No olvides la piel.** Cuando hagas zumos incluye la piel de frutas y verduras –excepto la de los cítricos–. Es ahí donde más antioxidantes se concentran. Lo mejor es optar por productos ecológicos.

■ SUPERVERDE PARA TUS DEFENSAS

Este batido verde se caracteriza no solo por los vegetales, sino también por el poder del concentrado de setas.

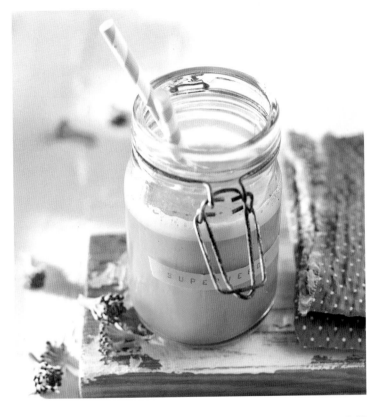

INGREDIENTES PARA 1 PERSONA:
- 5 shiitakes deshidratadas para preparar un dashi
- 3 tallos de apio
- Media cebolla dulce
- 1 diente de ajo
- 1 taza de brócoli
- 1 manzana roja

Remoja las setas en agua unas 8–12 horas e incluye el dashi (el agua de remojo) en el zumo. Las setas las puedes trocear y aprovechar en una ensalada. **Saca el zumo** del resto de los ingredientes con un extractor de zumos lento. **Combina el zumo vegetal** con el dashi, remuévelo y consúmelo al momento.

BEBE ANTIOXIDANTES. El sistema inmunitario es uno de los más sofisticados. No solo consiste en unas células complejas que se hallan por todo el cuerpo para protegerlo; incluye también la piel, las mucosas, el moco, las lágrimas y los jugos gástricos. Para reforzarlo, no olvides beber agua y líquidos ni consumir vegetales crudos. También son básicos los ácidos grasos de semillas y frutos secos, aceites y grasas saludables.

UNA DIETA LIGERA TE REFUERZA

Mantenerse en el peso óptimo es necesario si queremos colaborar con nuestros sistemas protectores frente a la enfermedad. El sobrepeso, como es sabido, conlleva desequilibrios que afectan a muchos órganos y sistemas. Una dieta ligera bien diseñada proporciona todos los nutrientes y la energía que se necesitan para afrontar las rutinas diarias con buena salud.

● Cuando controlas tu peso te centras en perder esos kilos que no te dejan sentir cómoda con tu imagen o, si son demasiados, con aquellos kilos que pueden dejarte a expensas de ciertas enfermedades.

Y es que peso y salud van más relacionados de lo que muchos imaginan, ya que una alimentación con exceso de grasas o azúcares se reflejará inmediatamente en tu báscula, es cierto, pero a la vez empe-

zará a sentirla tu organismo entero. Cuando se produce cualquier imprevisto en forma de estrés, cambio de temperaturas, etc., las defensas son las primeras perjudicadas.

DELGADA PERO PROTEGIDA

Si para adelgazar sigues una dieta demasiado estricta o desequilibrada, tu organismo no estará fuerte y cualquier tipo de germen patógeno encontrará en ti un acceso de lo más

sencillo para convertirse en un indeseado huésped durante un tiempo. Te damos las claves para conseguir que eso no ocurra:

Estar en tu peso te protege frente a los patógenos, los kilos de más que ves en la balanza interfieren en el correcto funcionamiento de la insulina, que es la encargada de facilitar energía a las células para que no se debiliten. Si estás en tu peso las células inmunitarias funcionan de manera mucho mejor.

Por ello, para mejorar tus defensas, es esencial llevar una dieta que no se exceda en calorías pero tampoco esté carente de los nutrientes esenciales necesarios para el buen funcionamiento del organismo. Los menús que te ofrecemos son una fórmula perfecta para controlar tu peso y multiplicar los nutrientes que te hacen más falta.

Hay alimentos que ayudan a crear un «escudo» contra las infecciones. Una alimentación que garantice el aporte de todos los nutrientes esenciales (especialmente las vitaminas A, C y E, y los minerales hierro, cinc y selenio) es la mejor mane-

■ CON ENERGÍA Y SIN INFECCIONES

Llevar una vida sana en todos los aspectos es una condición esencial para gozar de energía y unas defensas en forma.

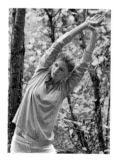

Haz deporte. El ejercicio moderado (media hora tres veces por semana) refuerza el sistema inmune. Excederse tampoco es conveniente porque genera radicales libres.

Abandona el tabaco. La nicotina en el cuerpo

puede neutralizar los glóbulos blancos, fundamentales en el sistema inmunitario.

Duerme bien. Según un estudio británico, cuanto más duermes mayor es la producción de glóbulos blancos (defensas) en el cuerpo.

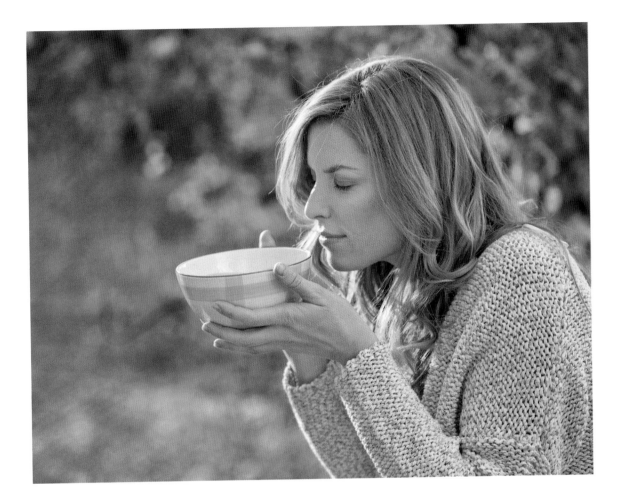

ra de mantener siempre en buena forma el sistema inmunitario. Seguir los menús o utilizarlos como fuente de inspiración para diseñar los tuyos es la mejor manera de cuidar tus defensas y a la vez sentirte a gusto en tu cuerpo.

SI DISFRUTAS COMIENDO, TU ORGANISMO LO AGRADECE

Para evitar el sobrepeso se deben reducir las calorías, pero hay que hacerlo de forma inteligente. *Ni te excedas, ni te quedes con hambre.* No olvides que una dieta sana debe ofrecerte la energía y los nutrientes que necesitas. Es fundamental que no te saltes ni el tentempié de media mañana ni la merienda de la tarde, porque la ansiedad que te provoca el hecho de que restrinjas el aporte calórico a tu cuerpo también hace sufrir a tu sistema inmune. Y todo se acaba convirtiendo en un círculo vicioso: cuando tienes estrés o ansiedad generas cortisol, una hormona que debilita las defensas.

Los platos apetecibles refuerzan tu organismo. Te proponemos una dieta con platos apetitosos y nutritivos. Elegir este tipo de recetas te beneficia doblemente porque, además de ayudarte a ser constante con la dieta y no abandonar a la primera de cambio (solemos hacerlo cuando los platos resultan aburridos, insípidos o poco energéticos), te permite disfrutar comiendo.

Este punto es muy importante porque cuando estás feliz tu organismo genera endorfinas, unos neurotransmisores que provocan un profundo estado de bienestar y relajación. Esto es justamente lo que el sistema inmunitario necesita para funcionar a pleno rendimiento. Y también tú.

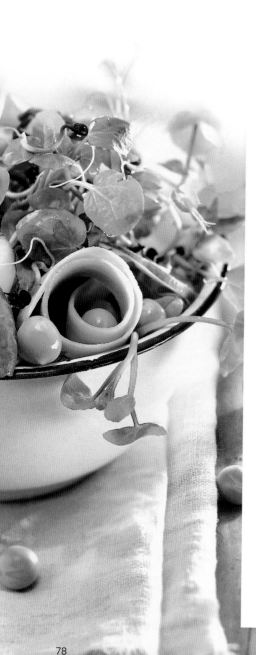

AUMENTA TU POTENCIAL INMUNITARIO

Una cosa es saber lo que te conviene y otra llevarlo a la práctica. Te resultará mucho más fácil gracias a estos menús para todo un mes. Puedes seguirlos al pie de la letra o modificarlos ligeramente según tus gustos.

DÍA 1

Comida. Cuscús con zanahoria y judías verdes al curri* • Conejo con setas, romero y tomillo • Macedonia de cítricos con canela y piñones tostados

Cena. Crema de calabaza, puerro y perejil picado • Tortilla de acelgas con ajo y una tostada integral • **Canelones de piña con yogur y granada**

DÍA 2

Comida. Ensalada templada de lechuga, espárragos trigueros y sepia con vinagreta de orégano • Garbanzos estofados con cebolla, puerro y tomate • Yogur desnatado con granada

Cena. Coliflor al vapor con vinagreta de hierbas aromáticas • Rape a la sidra con patatitas • Pincho de plátano y kiwi

DÍA 3

Comida. Espaguetis con alcachofas, piñones tostados y salsa de tomate • Lomo de salmón a la plancha al limón con chucrut • Carpaccio de piña y kiwi

Cena. Sopa de apio y puerros con fideos y perejil picado • Pechuga de pavo con coles de Bruselas y sofrito de ajos tiernos y tomate • Yogur desnatado

DÍA 4

Comida. Berros con champiñones laminados, aguacate y limón • Muslitos de pollo guisados con boniato, ciruelas pasas y almendras • Uvas con queso fresco

Cena. Berenjenas rellenas con arroz integral, tomate y orégano • Mejillones hechos al vapor, aliñados con una vinagreta de limón • Chirimoya

DÍA 5

Comida. Ensalada de alubias blancas y hortalizas de temporada • Dorada al horno con pimientos • Yogur desnatado con picada de pistachos

Cena. Montaditos de patata, calabacín, cebolla y pimiento rojo con tomillo • Huevo a la plancha con champiñones al ajillo • Cóctel de pera y uvas

DÍA 6

Comida. Ensalada de escarola y manzana con vinagreta de naranja • Solomillo asado con patatas panaderas • Dos rodajas de piña a la plancha con chocolate negro

Cena. Alcachofas estofadas al vino blanco con arroz integral y perejil • Sardinas al horno rellenas con acelgas • Mango con requesón

DÍA 7

Comida. Ensalada de canónigos con tomatitos y alcaparras • Paella de marisco con arroz integral y verduras de temporada • Sorbete de mandarinas (elaborado con estevia en polvo)

Cena. Sopa de verduras con algas y patata • Flan (con huevo) de zanahoria, puerro y brócoli con salsa de tomate • Yogur desnatado

DÍA 8

Comida. Endibias rellenas con tiritas de salmón marinado y guacamole • Brocheta de pavo, boniato y puerro a la parrilla con pisto de berenjena • Uvas

Cena. Col lombarda en juliana guisada con uvas pasas y piñones • Hamburguesa de soja a la plancha con arroz salvaje y salsa de yogur • Caqui

DÍA 9

Comida. Macarrones con anchoas, tomate y salvia • **Lubina asada con puerro y espárragos** • Sorbete de pera y kiwi (elaborado con estevia)

Cena. Crema de boniato con cebolla, puerro, caldo vegetal y jengibre • Tortilla de judías verdes con ajo y pimentón • Membrillo con requesón

DÍA 10

Comida. Lentejas guisadas con zanahoria y perejil picado • Conejo con manzanas al tomillo • Copa de yogur desnatado con granada

Cena. Menestra de verduras (cebolla, apio, coliflor, judías verdes, coles...) con patata • Pescadilla al vino blanco acompañada de champiñones ligeramente salteados • Mandarinas

DÍA 11

Comida. Patatitas asadas con salsa de avellanas y perejil • Salmón a la plancha con hortalizas y vinagreta de albahaca • Dos rodajas de piña

Cena. Ensalada templada de lechuga y pimientos del piquillo • Huevo a la plancha con acelgas y tosta de pan integral • Kiwi con salsa de yogur ligero a la menta

DÍA 12

Comida. Arroz integral con espinacas, uvas pasas, tomate, pera y nueces • Hamburguesa de pollo con compota de manzana a la canela • Macedonia

Cena. Crema de zanahoria con puerro, patata y semillas de sésamo tostadas • Lenguado con espárragos trigueros en salsa verde • **Pastel de plátano**

DÍA 13

Comida. Alubias con mejillones, ajo, cebolla y perejil • Calamares rellenos de verduras de temporada • Copa de yogur desnatado con crema de mango y arándanos

Cena. Brócoli y coliflor al vapor con vinagreta ligera de mostaza • Huevo al plato con alcachofas frescas, pimentón dulce y pan integral • Mandarinas

(*) Consulta las recetas completas de las propuestas en negrita en las páginas siguientes al menú.

DÍA 14

Comida. Escarola con piña y vinagreta de hierbas provenzales • Pollo con cuscús y verduras al curri • Brochetas de pera, mango y kiwi con chocolate negro fundido

Cena. Sopa de puerros y patata con perejil • Medallones de rape con puré de calabaza al jengibre • Manzana asada con requesón bajo en grasas

DÍA 15

Comida. Alcachofas con patatas, tomillo y romero • Langostinos al jengibre con canónigos, rúcula, tomate y nueces • Batido de chirimoya madura

Cena. Crema de col y apio con cebolla, patata y uvas pasas • Croqueta de garbanzos con lechuga y salsa de yogur a la menta • Dos rodajas de piña natural

DÍA 16

Comida. Risotto de zanahoria, judías verdes y champiñones • Conejo asado con verduras • Sorbete de kiwi (elaborado con estevia)

Cena. Tosta integral con espárragos trigueros y romesco • Flan de berenjena y tomate con albahaca, canónigos y tomatitos • Yogur desnatado y compota de pera

DÍA 17

Comida. Puré de garbanzos con comino, pimentón y perejil picado • Calamares a la plancha con pimientos rojos y verdes asados • Copa con yogur desnatado y arándanos frescos

Cena. Espinacas a la crema con almendras • Filete de pavo a la plancha con brotes tiernos de lechuga y puré de castañas • Caqui

DÍA 18

Comida. Espaguetis con pimientos, salsa de tomate y orégano • Pechuga de pollo con puerros a la naranja • Dos rodajas medianas de piña natural

Cena. Sopa de calabaza, judías verdes y avena • **Revuelto de huevos, champiñones y gambas** • Uvas negras con queso fresco desnatado

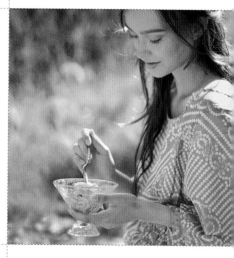

DÍA 19

Comida. Ensalada de escarola, aguacate y tomate con vinagreta de limón • Salmón en papillote con juliana de verduras • Copa de yogur desnatado con crema de mango y menta fresca

Cena. Montaditos de boniato, pimiento y berenjena con salsa de tomate • Pollo al ajillo • Chirimoya

DÍA 20

Comida. Endibias rellenas con requesón, uvas pasas, nueces y vinagreta de miel • Ternera con cebolla, patata y calabaza • Manzana asada con chocolate negro fundido

Cena. Crema de calabacín con cebolla, patata y espárragos • Mejillones con salsa de verduras • Cóctel de plátano y mango

DÍA 21

Comida. Ensalada de lentejas con verduras y vinagreta de mostaza • Bacalao fresco encebollado con pimientos • Carpaccio de piña con salsa de yogur desnatado

Cena. Coles de Bruselas con arroz integral y sofrito de ajo, tomate y orégano • Tortilla de un huevo con un puñado de espinacas, uvas pasas y piñones • Mandarinas

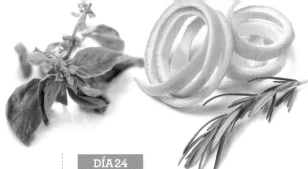

DÍA 22

Comida. Patatas con judías verdes al curri • Jamoncito de pavo al vino tinto con zanahorias y castañas • Gelatina de uvas y granada

Cena. Sopa de alcachofas con cebolla, patata y picatostes de pan integral • Jurel a la plancha con limón y champiñones • Yogur desnatado con semillas de sésamo tostadas

DÍA 23

Comida. Arroz integral con algas y gambitas al pimentón • Dorada asada con rúcula, tomatitos y vinagreta de aguacate • Caqui

Cena. Crema de puerros y patata con caldo vegetal • Hamburguesa vegetal a la plancha con pisto de berenjena, pimientos y calabacín • Yogur desnatado decorado con coulis de arándanos

DÍA 24

Comida. Ensalada de berros con pera y quinoa • Garbanzos estofados con verduras y azafrán • Batido de papaya madura con yogur desnatado

Cena. Acelgas con patata y refrito de ajetes tiernos • Papillote de lenguado con coles de Bruselas y limón • Plátano troceado con uvas pasas

DÍA 25

Comida. Verduras salteadas con germinados y salsa de soja • Tronco de merluza al vapor con puré de calabaza y patata al jengibre • Chirimoya madura

Cena. Sopa de verduras con algas y fideos • Espárragos trigueros y pimientos del Padrón a la plancha con un huevo revuelto • Mango fresco con requesón

DÍA 26

Comida. Raviolis rellenos de verduras (berenjena, calabacín y pimiento rojo) a la salvia • Pollo con champiñones, aceitunas y alcaparras • Sorbete de uvas

Cena. Panaché de verduras (zanahoria, coliflor, brócoli...) con salsa de yogur y orégano • Pescadilla asada con patatitas hechas con su piel • Mandarinas

DÍA 27

Comida. Guiso de soja blanca con espinacas, tomate y curri • Brocheta de palometa, calabacín y berenjena con salsa de mostaza • Yogur desnatado con granada

Cena. Sopa de naranja y calabaza • Pavo a la plancha con ensalada de canónigos, piñones y vinagreta de limón • Pincho de pera y kiwi

DÍA 28

Comida. Escarola y lechuga con manzana y vinagreta de naranja • Solomillo de cerdo asado con castañas, boniato y jengibre • Dos rodajas de piña natural con chocolate negro fundido

Cena. Pimientos del piquillo rellenos de verduritas y acompañados con quinoa • Almejas a la marinera • Uvas con queso fresco

DÍA 29

Comida. Ensalada de brotes tiernos de lechuga, tomatitos troceados y aguacate • **Marmitako de salmón** • Macedonia de cítricos con granada

Cena. Rollitos de col rellenos con arroz integral y un puñado de uvas pasas • Tortilla de alcachofas frescas elaborada con un huevo • Chirimoya

DÍA 30

Comida. Ensalada templada de lechuga con espárragos trigueros, brotes de soja y vinagreta de mostaza • Conejo con cuscús, zanahoria y judías verdes • Dos rodajas de piña natural

Cena. Verduras a la parrilla con albahaca • Pulpo a la gallega (con patata hervida y pimentón dulce) • Yogur desnatado con arándanos

PRIMEROS

CUSCÚS CON VEGETALES

El cuscús de esta receta nos aportará una dosis imprescindible de energía rápida, mientras las alcachofas con sus sustancias amargas favorecerán al hígado. Las judías verdes son ricas en fibra, las zanahorias tienen una buena dosis de vitamina A y los puerros y cebollas nos ofrecen sus valiosos compuestos azufrados. Todos ellos ayudan a mejorar la inmunidad.

● **Lava las judías verdes** y córtalas al bies. Limpia las alcachofas, retirando las hojas duras exteriores y el heno central, y corta el corazón en octavos. Raspa las zanahorias y córtalas en rodajas gruesas. Pela la cebolla y córtala en daditos. Limpia los puerros y córtalos en rodajas.

● **Hierve todas las verduras** en una olla con agua salada durante 20 minutos. Cuélalas y reserva por un lado las verduras y por otro el caldo de la cocción.

● **Pon en un bol el cuscús crudo,** añade el caldo caliente (300 ml), tapa y deja reposar 5 minutos. Dispón el cuscús en los platos y reparte las verduras en el centro. Salpimienta, añade un poco más de caldo y sirve en cuatro boles o en platos hondos.

■ INGREDIENTES

- 300 g de cuscús
- 150 g de judías verdes
- 2 alcachofas
- 2 zanahorias
- 2 puerros
- 1 cebolla
- Sal
- Pimienta

Tiempo: 40 minutos
Raciones: 4 personas
Nivel calórico: 326 kcal

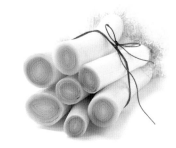

EL TRUCO

Si doras una pechuga de pollo a la plancha con unas gotas de aceite de oliva, la cortas en daditos y la agregas al cuscús obtendrás un equilibrado plato único.

Las verduras de este plato se pueden sustituir, priorizando las que estén en plena temporada.

ESPINACAS CON ALMENDRAS

Las espinacas aportan grandes cantidades de provitamina A, ácido fólico y hierro, así como proporciones destacables de vitaminas C y E. En combinación con las almendras –ricas en proteínas, sanas grasas insaturadas, fibra, vitaminas del grupo B y, sobre todo, calcio– dan lugar a un plato extraordinariamente remineralizante y energético.

● **Pela los ajos, pícalos** y resérvalos. Calienta una sartén con un hilo de aceite. Agrega las almendras y saltéalas 2 minutos. Retíralas, añade un chorrito más de aceite, rehoga el pavo 1 minuto y retíralo. Sofríe el ajo que tenías reservado y saltea las espinacas, ya lavadas y troceadas, en varias tandas.

● **Pela la cebolla,** pícala y póchala 10 minutos en otra sartén con 1 cucharada de aceite. Agrega la mantequilla y, una vez fundida, incorpora la harina removiendo constantemente para evitar la formación de grumos.

● **Vierte la leche** y cuece 4 minutos a fuego lento. Condimenta con nuez moscada, sal y pimienta. Agrega las espinacas a la besamel, mezcla y sirve en platos hondos o cuencos con las almendras y los taquitos de pavo por encima.

■ INGREDIENTES

- 500 g de espinacas frescas
- 80 g de almendras fileteadas
- 250 ml de leche
- 50 g de harina
- 40 g de mantequilla
- 125 g de taquitos de pavo
- 2 dientes de ajo
- 1 cebolla
- Aceite de oliva y nuez moscada
- Sal y pimienta

Tiempo: 20 minutos
Raciones: 4 personas
Nivel calórico: 245 kcal

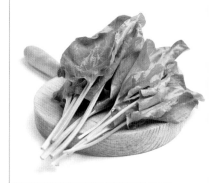

EL TRUCO

Para que las espinacas no suelten demasiada agua, retíralas inmediatamente de la sartén una vez salteadas.

Los intolerantes
o alérgicos a
la leche de vaca
pueden hacer
la crema con una
bebida vegetal.

SOPA DE NARANJA Y CALABAZA

Esta sopa cremosa contiene naranjas, ricas en vitamina C, y calabaza, que aporta todo su betacaroteno. Se combinan, pues, dos nutrientes antioxidantes por excelencia que potencian nuestra fortaleza defensiva. Además, la fibra de estos alimentos arrastra las toxinas fuera del cuerpo y previene las complicaciones que pudieran causar.

● **Raspa la zanahoria** y pela la patata. Lava las hortalizas. Pica el puerro. Calienta 2 cucharadas de aceite en una cazuela y rehoga el puerro 5 minutos a fuego lento. Agrega la calabaza, la zanahoria y la patata cortadas en dados. Rehoga, sazona y cubre con 600 ml de agua.

● **Lleva a ebullición** y deja cocer a fuego lento 20 minutos. Retira la cazuela del fuego y tritura con la batidora.

● **Añade el zumo de naranja** y la nata, rectifica de sal y cuece de nuevo durante 4 minutos sin dejar que hierva. Lava y pica el cebollino. Sirve la crema espolvoreada con picatostes, pipas de calabaza, cebollino y granos de pimienta rosa recién molidos.

■ INGREDIENTES

- 350 g de calabaza
- 1 patata
- 1 zanahoria
- 125 ml de zumo de naranja
- 2 cucharadas de nata líquida
- 1 puerro
- 1 cucharada de picatostes
- 1 cucharada de pipas de calabaza
- Aceite de oliva y cebollino
- Pimienta rosa y sal

Tiempo: 35 minutos
Raciones: 4 personas
Nivel calórico: 145 kcal

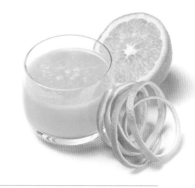

EL TRUCO

Haz cortes en la piel de la calabaza y, luego, hornéala entera a 200 °C, durante 10 minutos: así se pelará mejor.

Los picatostes puedes hacerlos tú misma con restos de pan integral que tengas en casa.

SEGUNDOS

LUBINA Y PUERRO CON ESPÁRRAGOS

La lubina es un pescado blanco muy bajo en calorías, pero que ofrece cantidades considerables de vitaminas del grupo B y ácidos grasos omega 3. El espárrago triguero es rico en sustancias amargas digestivas y minerales como el hierro y el magnesio, mientras que el puerro es casi un antibiótico natural. ¡Una combinación ideal para tus defensas!

● **Elimina las raíces** y la parte dura de los puerros. Escalda las hojas exteriores 1 minuto, escúrrelas y córtalas en tiras. Lava el puerro restante con el perejil y pica los dos. Limpia los espárragos, reserva las puntas enteras y corta el resto en rodajitas.

● **Lava los filetes de pescado,** sécalos y córtalos por la mitad. Precalienta el horno a 180 °C.

● **Pica los ajos** y sofríelos 5 minutos en una cucharada de aceite. Agrega el puerro picado y los espárragos. Rehógalos 4 minutos, incorpora 1 cucharadita de harina y tuéstala ligeramente. Salpimienta, espolvorea con el perejil y vierte el caldo. Cuece a fuego suave durante 10 minutos.

● **Reparte la preparación** anterior sobre la mitad de los filetes de pescado. Coloca encima los demás ingredientes y sujétalos con las tiras de puerro. Hornea con un hilo de aceite 12 minutos.

■ INGREDIENTES

- 700 g de filetes de lubina
- 2 puerros
- 6 espárragos verdes
- 2 dientes de ajo
- Harina
- 1/2 vasito de caldo de verduras
- 1 ramita de perejil
- Aceite de oliva
- Sal y pimienta

Tiempo: 45 minutos
Raciones: 4 personas
Nivel calórico: 220 kcal

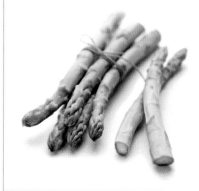

EL TRUCO

En lugar de lubina, esta receta también se puede elaborar con lomos de pescadilla, merluza o dorada.

Hay que poner especial cuidado para que la lubina quede en su punto justo de cocción.

REVUELTO DE HUEVOS Y GAMBAS

Las gambas son crustáceos ricos en proteínas y, sobre todo, en minerales como el yodo y el cinc, un mineral fundamental para el correcto funcionamiento del sistema inmunitario. Los huevos ofrecen vitamina B_{12} –esencial para el sistema nervioso– y hierro, que previene la anemia y participa en los mecanismos defensivos contra los dañinos radicales libres.

● **Limpia los champiñones** retirando la parte terrosa. Lávalos rápido, sin dejarlos en remojo, escúrrelos bien y córtalos en láminas. Pela los ajos y córtalos de igual modo.

● **Calienta un poco de aceite** en una sartén, añade los ajos y sofríelos con la guindilla hasta que se doren. Agrega las gambas y los champiñones y prosigue la cocción 2 minutos, hasta que se evapore el agua que suelten estos últimos.

● **Casca los huevos,** bátelos con varillas manuales e incorpóralos a la sartén para cuajarlos sin dejar de remover con una espátula hasta que adquieran una textura cremosa. Retíralos del fuego y salpimienta. Espolvoréalos con el perejil lavado y picado.

■ INGREDIENTES

- 16 gambas medianas peladas
- 8 huevos
- 200 g de champiñones
- 4 dientes de ajo
- 1 guindilla
- 4 ramitas de perejil
- Aceite de oliva
- Sal y pimienta

Tiempo: 25 minutos
Raciones: 4 personas
Nivel calórico: 230 kcal

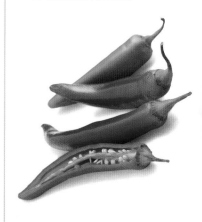

EL TRUCO

Los champiñones se pueden sustituir por unas tiras de pimiento rojo, unos dados de calabacín o cebolletas partidas en plumas.

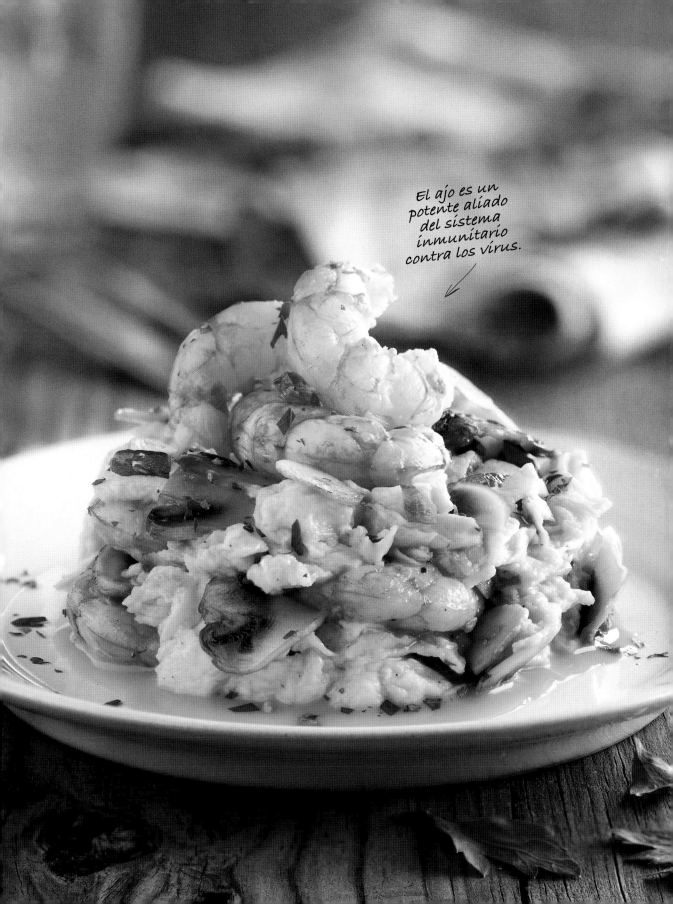

El ajo es un potente aliado del sistema inmunitario contra los virus.

MARMITAKO DE SALMÓN

El salmón es un pescado azul rico en proteínas y en ácidos grasos omega 3. También contiene vitaminas del grupo B y buenas dosis de vitaminas A y D, y atesora dosis de minerales como el yodo y el magnesio. Todos estos nutrientes constituyen una fórmula muy beneficiosa para el sistema defensivo del organismo. ¡Además, está delicioso!

● **Pica la cebolla** y el pimiento verde y corta el ajo en láminas. Sofríe los tres ingredientes en una cazuela con aceite. Cuando comiencen a dorarse, añade la carne de pimiento choricero y el tomate rallado, salpimienta y cuece a fuego lento unos 10 minutos, removiendo con una cuchara de madera. Añade las patatas peladas y cortadas en dados, el caldo y el laurel, mezcla bien y cuece unos 20 minutos o hasta que las patatas estén cocidas.

● **Limpia el salmón** de piel y espinas, córtalo en daditos y salpimiéntalos. A continuación colócalos en la cazuela con las patatas y cuece todo junto unos 3 minutos. Retira del fuego y deja reposar otros 3 minutos. Sirve el marmitako con cebollino picado y unas ramitas de tomillo.

■ INGREDIENTES

- 500 g de salmón fresco
- 600 g de patatas
- 2 dientes de ajo
- 1 cebolla
- 1 pimiento verde italiano
- 1 cda. de carne de pimiento choricero
- 2 tomates rallados
- 2 hojas de laurel
- 1 l de caldo de pescado
- Aceite de oliva
- Cebollino y tomillo
- Sal y pimienta

Tiempo: 40 minutos
Raciones: 4 personas
Nivel calórico: 370 kcal

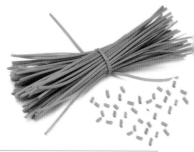

EL TRUCO

No cortes las patatas, mejor trocéalas en gajos ayudándote con la punta de un cuchillo; de esta forma absorberán más sabor y espesarán más el caldo.

El marmitako clásico se prepara con bonito, que está disponible de junio a septiembre.

POSTRES

CANELONES DE PIÑA Y GRANADA

La piña es baja en calorías y rica en la enzima bromelina, que facilita la digestión de las proteínas. La chirimoya abunda en vitaminas del grupo B, mientras que la granada ofrece vitamina A y minerales como el magnesio, el calcio y el selenio. Los tres alimentos juntos, que además contienen vitamina C, son una apuesta ganadora para potenciar la inmunidad.

● **Pela la piña y córtala** longitudinalmente en unas 12 láminas muy finas (puedes utilizar una cortadora de fiambres). Recorta los lados de las láminas para darles forma de pasta de canelón. Corta en daditos muy pequeños la piña sobrante.

● **Parte la granada por la mitad** y golpea la piel con una cuchara para desprender los granos. Corta la chirimoya y retira la pulpa con ayuda de una cuchara. Elimina las semillas y bátela. Pica unas cuantas hojas de menta.

● **Mezcla los yogures** con el azúcar, la pulpa de la chirimoya, los daditos de piña, la granada y las hojas de menta picadas.

● **Coloca un par de cucharadas** de la mezcla encima de cada lámina de piña y enróllalas con cuidado para formar 12 canelones.

● **Sirve tres canelones** por plato. Cúbrelos con un poco de yogur, y decora con unos granos de granada y unas hojitas de menta.

■ INGREDIENTES

• ½ piña
• 1 chirimoya
• 1 granada
• 2 yogures
• 1 cucharada de azúcar
• Menta fresca

Tiempo: 25 minutos
Raciones: 4 personas
Nivel calórico: 140 kcal

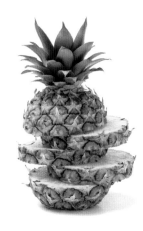

EL TRUCO

Es un postre perfecto después de una comida o una cena de fiesta, a veces ricas en proteínas. La bromelina de la piña ayuda a digerirlas mejor, y esto ayuda a sentirse menos pesado.

Si tienes alergia o intolerancia a la leche puedes utilizar yogures de soja.

PASTEL CREMOSO DE PLÁTANO

El plátano proporciona energía de manera instantánea. Por eso es un gran amigo de los deportistas o de los excursionistas, que pueden superar el agotamiento gracias a esta deliciosa fruta. También evitan que su organismo sufra una bajada de defensas. Un postre con plátano resulta delicioso sin necesidad de recurrir al azúcar.

● Corta un plátano en rodajas, rocíalas con el zumo de limón para que no se oxide y reserva algunas para la decoración.

● Separa las claras de las yemas y bátelas con una pizca de sal hasta el punto de nieve. Reserva. Pon en el vaso de la batidora los demás ingredientes y bate hasta obtener una crema homogénea. Vuelca en un cuenco y añade las claras poco a poco.

● Unta un molde e incorpora la mezcla. Mete en el horno a unos 175 °C durante unos 50 minutos. Después, deja enfriar y decora con unas rodajitas de plátano.

■ INGREDIENTES

- 250 g de plátanos sin piel
- 400 g de requesón
- 3 huevos
- 1 yogur natural
- Edulcorante líquido (estevia)
- 50 de harina de maíz
- Zumo de limón

Tiempo: 80 minutos
Raciones: 6-8 personas
Nivel calórico: 120 kcal

EL TRUCO

Para que el pastel quede más brillante, calienta un poco de mermelada de limón –o de otra fruta ácida– y unta con ella la superficie. ¡Le darás un toque muy especial y profesional!

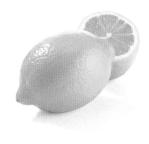

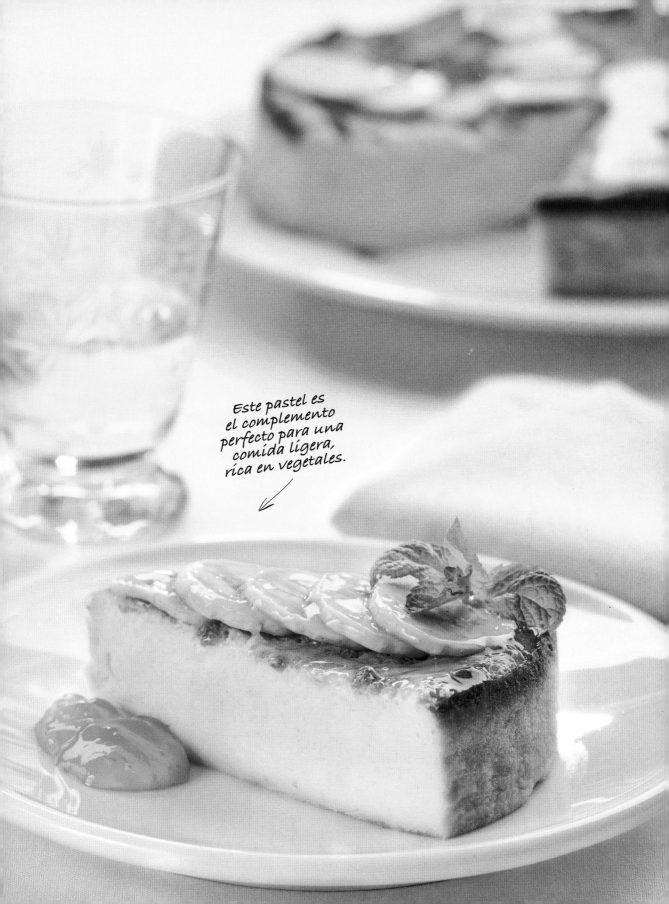

Este pastel es el complemento perfecto para una comida ligera, rica en vegetales.

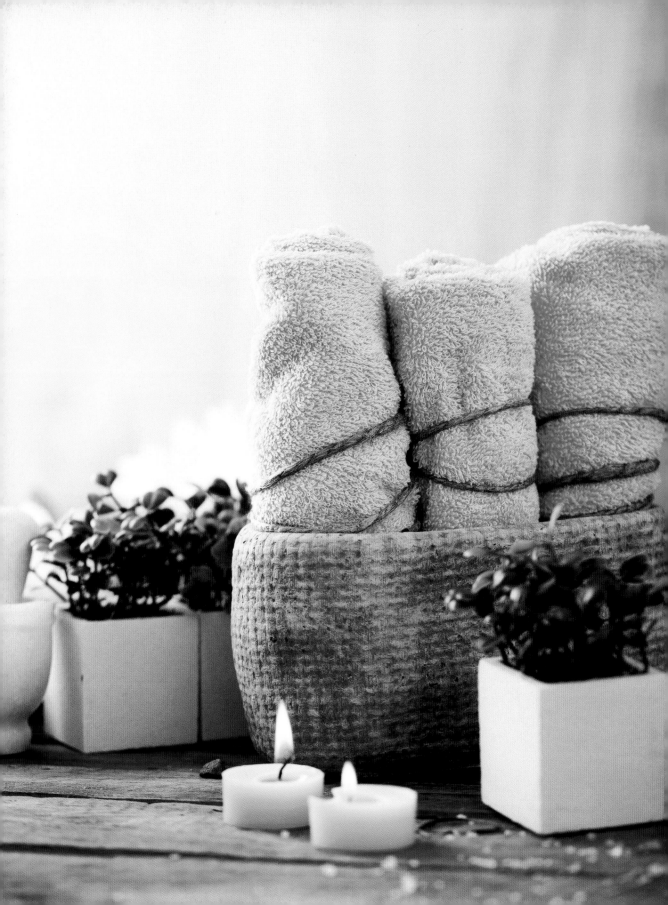

3. LA GRAN AYUDA DE LAS TERAPIAS NATURALES

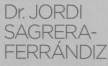

Dr. JORDI SAGRERA-FERRÁNDIZ

Médico naturista y magister en Osteopatía. Director de la Escuela de Masaje Manual Dr. Sagrera-Ferrándiz.

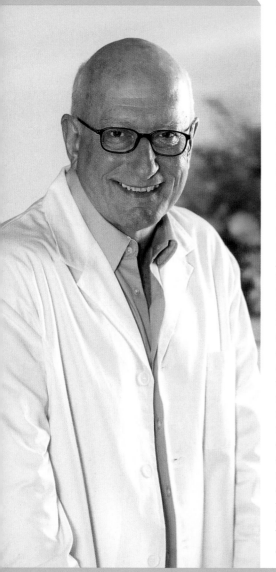

DOS TRATAMIENTOS GLOBALES

QUÉ SON LA OSTEOPATÍA Y LA QUIROPRÁCTICA

Los terapeutas manuales tienen a su disposición técnicas muy precisas para actuar profundamente sobre procesos que forman parte de nuestras defensas en un sentido amplio.

Entre todas las terapias manuales, la osteopatía destaca como un método de diagnóstico global del paciente y como un tratamiento reequilibrador. La palabra «osteopatía» viene del latín y significa «vía o camino» para la normalización general.

Su iniciador fue el doctor estadounidense Andrew Taylor Still (1828-1919) y su principio ideológico consiste en considerar en primer lugar al cuerpo humano como una unidad o un todo funcional. Si consideramos que el organismo tiene capacidad de autocuración a través de la autorregulación, gracias a sus mecanismos de defensa, cuando exista un trastorno estructural –en el sistema musculoesquelético o en el visceral– que altere el funcionamiento normal de los órganos o los procesos fisiológicos, la función de la osteopatía será normalizar el binomio estructura-función para que el cuerpo poco a poco recupere la normalidad. Por tanto, la osteopatía concibe que el equilibrio entre las distintas partes que conforman la estructura física del cuerpo (huesos, músculos y tejidos blandos que sostienen y comunican entre sí los diferentes órganos) es muy importante. Cuando existe algún tipo de tensión o bloqueo en esta estructura se refleja en un funcionamiento deficiente de los órganos y del resto de sistemas fisiológicos de los que depende la salud y el bienestar.

TODO ESTÁ RELACIONADO

Así pues, las alteraciones o enfermedades se producen en diferentes planos y no debemos quedarnos en un solo punto, sea un músculo o un órgano alterado. Por eso la osteopatía actúa a distintos niveles: sobre las fascias superficiales, sobre las profundas, sobre los músculos o sobre las vísceras.

Cuando los osteópatas hablan de «lesión» no la entienden como un traumatólogo, sino que la describen como algo que impide un correcto movimiento local y que dará lugar con el tiempo a una compensación articular equivocada, es decir, a un desequilibrio. Este afecta al sistema musculoes-

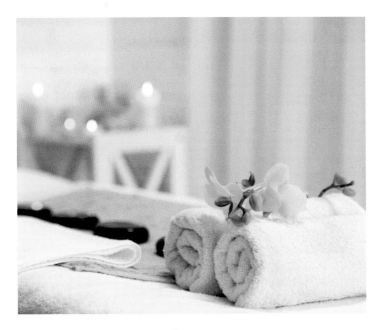

■ LOS TEJIDOS QUE MÁS SE BENEFICIAN

Los tratamientos osteopáticos y quiroprácticos manipulan las fascias, tejidos que funcionan como reguladores y comunicadores en el cuerpo.

La fascia es un tejido conectivo, rico en colágeno y ácido hialurónico, que funciona como un gran envoltorio a niveles superficial, muscular y visceral. No solo protege las vísceras, sino que facilita el deslizamiento entre estas y mantiene cierta tensión en las distintas posturas como estar de pie, tumbados o sentados. A esta función esencial se le llama tensegridad.

Los estímulos afectan a la fascia de distintas formas. Si son positivos, se relaja o estira para dejar que la sangre circule mejor y que las conexiones nerviosas cumplan su función. Pero si son agresivos, la fascia se retraerá y se bloqueará la circulación de sangre y energía, provocando alteraciones allá donde no lleguen las sustancias nutritivas necesarias.

La fascia profunda envuelve los más de 600 músculos que forman parte del cuerpo y que cumplen la función de mantener la postura, producir movimientos liberando energía y regular la temperatura corporal.

Cuando un músculo no recibe alimentación suficiente debido a la retracción fascial, lesiones propias o traumatismos se producen acortamientos, sobrecargas y contracturas musculares que dan lugar a dolores y a disminuciones en la movilidad corporal. Como consecuencia quedan restringidos algunos movimientos y, si se estudia la simetría corporal, se verá que existe un desequilibrio entre los lados derecho e izquierdo.

Las alteraciones de la fascia pueden producir distintos problemas en el funcionamiento de los órganos –el estómago, los riñones, el hígado, el intestino, etc.–, así como en el sistema neuroendocrino, lo que puede dar lugar a distintas molestias y patologías más o menos graves.

quelético de varias maneras: mediante una hiperactividad y también una irritación de las terminales nerviosas cutáneas y fasciales, lo que a menudo nos producirá dolor y sensaciones desagradables.

Además, si se sufre un desequilibrio en estas estructuras, el sistema glandular que segrega distintas hormonas también se puede alterar y los órganos internos sufren las consecuencias.

CÓMO TRABAJA UN OSTEÓPATA

Para reequilibrar todos estos elementos, el osteópata dispone de distintas herramientas de trabajo terapéutico. Básicamente se aplican con las manos, pero también existen actualmente procedimientos externos para complementar un buen trabajo.

Así pues, el osteópata dispone de técnicas para tejidos blandos, superficiales y musculares, manipulaciones profundas, masajes de drenaje linfático o descongestivo, reflexologías manual, podal o facial y técnicas inhibitorias del dolor como la digitopresión.

Puede aplicar asimismo manipulaciones específicas para que los músculos se estiren convenientemente, como la técnica de Michell. También puede hacer que el paciente adopte determinadas posturas, de manera que los músculos se relajen y disminuya el dolor, como la técnica de Jones.

Otros estiramientos, tanto activos como pasivos, y algunos muy refinados y analíticos (como los llamados postisométricos) reducen la tensión acumulada en los músculos. Por último, hay una parte de la osteopatía que trabaja sobre el movimiento de los flui-

■ ¿CÓMO ES LA PRIMERA VISITA?

La consulta quiropráctica tiene peculiaridades que conviene conocer antes de pedir hora. Es importante asegurarse de que el terapeuta tiene una buena formación.

El quiropráctico recopila el historial del paciente y palpa la columna vértebra por vértebra para identificar «subluxaciones». Observa si el cuerpo se inclina hacia delante o hacia atrás, o si hombros y caderas están alineados. Una electromiografía de superficie, que se efectúa colocando electrodos, le permite medir la tensión de los músculos. **Luego recomienda un programa** de una o más sesiones por semana. En las primeras se suele trabajar la zona más alta de la columna y después la baja. Los «ajustes» resultan indoloros y a veces provocan efectos inmediatos, aunque lo habitual es que se noten con el paso de los días. Si al realizar el «ajuste» se oye un chasquido, no hay que preocuparse, son gases disueltos en el líquido sinovial que hacen ruido al modificarse la presión entre las vértebras.

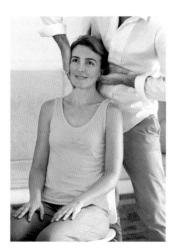

dos y las cubiertas meníngeas del sistema nervioso central y que recibe el nombre de osteopatía craneosacral, y que cuenta con sus propias técnicas.

La correcta aplicación de todas estas técnicas exige que el terapeuta esté bien formado. En España, como la titulación en Osteopatía y el ejercicio de la profesión no está regulado, el terapeuta es generalmente un fisioterapeuta o un médico que ha adquirido la formación en la universidad (en un posgrado) o en una escuela privada.

LA OPCIÓN QUIROPRÁCTICA

La quiropráctica es una terapia derivada de la osteopatía, pero más centrada en el tratamiento de la espalda. La mayoría de personas solo se preocupa por la salud de la columna vertebral cuando sufre los primeros dolores de espalda. Sin embargo, la columna vertebral cumple con una función tan importante o más que la de sostener el cuerpo y conectar sus mitades inferior y superior ayudándose de los músculos del tronco. Por ella circula toda la información que el cerebro necesita enviar y recibir para que el organismo pueda funcionar correctamente. Desde los latidos del corazón a respirar, caminar o digerir: cualquier función vital, cualquier reacción química y cualquier movimiento consciente o inconsciente, por mínimos que sean, precisan de los impulsos nerviosos que viajan por la médula espinal, alojada en la columna.

UNA VÉRTEBRA DESPLAZADA

Mantener sana y flexible la columna ayuda, por supuesto, a evitar dolores de espalda. Pero también, y sobre todo, favorece el equilibrio

del sistema nervioso y potencia la salud. En este papel crucial de la columna vertebral se basa el trabajo de la quiropráctica, desarrollada a finales del siglo XIX por Daniel David Palmer, un terapeuta canadiense. A diferencia de otras terapias manuales, la quiropráctica no masajea los tejidos para eliminar tensiones. Se centra en corregir la posición de las vértebras para que el sistema nervioso pueda acometer su labor sin interferencias. Cuando no hay interferencias en el sistema nervioso, la inteligencia innata del cuerpo, la fuerza que regula las funciones inconscientes y nos mantiene vivos, puede expresarse óptimamente. Esto genera vitalidad y nos permite vivir con el máximo de nuestro potencial.

Palmer empezó a estudiar la influencia de las vértebras en la salud tras comprobar que la sordera de su asistente, que llevaba 17 años sin oír, se debía a que tenía una vértebra cervical desplazada. Al presionar sobre el bulto que sobresalía en la nuca, le devolvió el oído al instante.

Siguió investigando y concluyó que un gran número de problemas de salud podían deberse a este tipo de desplazamientos a los que llamó «subluxaciones» y que una mano bien entrenada podía corregir con presiones suaves y precisas.

EL ORIGEN DE LAS MOLESTIAS

Al producirse una «subluxación», la comunicación entre el cerebro y el cuerpo deja de ser fluida y pueden aparecer problemas: desde dolores de cabeza o espalda a molestias digestivas o asma. Se puede comparar el funcionamiento de la médula espinal que recorre la columna con una manguera: si

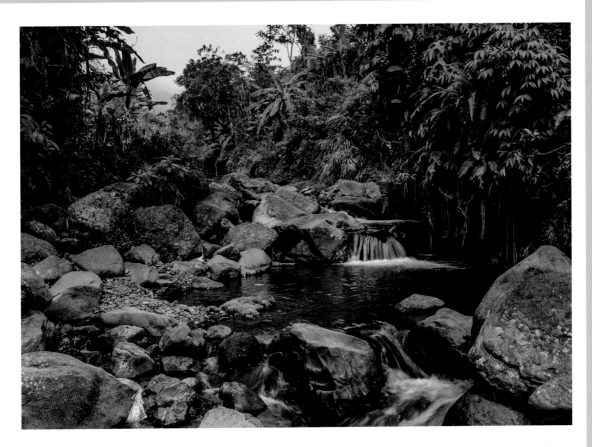

abrimos el grifo el agua fluye sin obstáculos y las plantas del jardín se regarán, pero si se deja el grifo medio cerrado o se forma un nudo en la manguera, el agua no llegará adonde tiene que llegar, y órganos, glándulas y tejidos no recibirán del cerebro la información que necesitan para funcionar bien.

EL «AJUSTE» QUIROPRÁCTICO

Las presiones que se aplican para corregir las «subluxaciones» reciben el nombre de «ajustes». Se suelen ejecutar con las manos, pero a veces se usan instrumentos como cuñas, camillas de piezas móviles o un percutor llamado «activador» que ejerce una única presión rápida y precisa. El trabajo se centra en la columna porque de ese modo tiene un mayor impacto en el sistema nervioso, aunque algunos quiroprácticos también pueden corregir desórdenes musculoesqueléticos en las extremidades.

Los quiroprácticos aconsejan no esperar a tener molestias para chequearse la columna, pues las subluxaciones no suelen dar síntomas al principio y, cuanto más tiempo pasa, más cuesta corregirlas. La frecuencia con la que luego se reciban «ajustes» depende de cada caso y, si uno quiere, puede seguir haciéndolo toda la vida como cuidado preventivo.

En las sesiones se realizan solo los «ajustes» necesarios para que los cambios se vayan integrando gradualmente, y entre una sesión y otra no se dejan pasar muchos días, sobre todo al inicio, para consolidar el avance. La quiropráctica obtiene muy buenos resultados en dolores de cabeza, lumbago y hernias discales. Aunque se apuntan muchas otras dolencias para las que resulta útil, los ajustes no tratan enfermedades concretas, sino que corrigen subluxaciones a fin de que el cuerpo haga el resto.

Como en el caso de la osteopatía, la profesión no tiene protección legal en España. Existen dos escuelas privadas que ofrecen una formación de 6-7 años de duración, con títulos certificados por asociaciones profesionales, pero sin reconocimiento oficial.

LAS TÉCNICAS MÁS EFICACES PARA RECUPERAR EL BIENESTAR

■ CÓMO SE AJUSTA LA COLUMNA VERTEBRAL

El quiropráctico hace un análisis previo para identificar las vértebras que no están bien alineadas o que están «subluxadas». Una vez completado, realiza el «ajuste» en el lugar y dirección necesarios para corregirlas. En la foto de la derecha se puede apreciar cómo el terapeuta realiza un «ajuste» cervical de pie. La zona cervical es muy importante por su cercanía al cerebro. Existen diferentes técnicas para realizar los «ajustes» que cada quiropráctico elige en función de sus preferencias personales, basándose en su experiencia, y las necesidades del paciente. La técnica puede variar, por ejemplo, si se realiza en niños, ancianos o embarazadas.

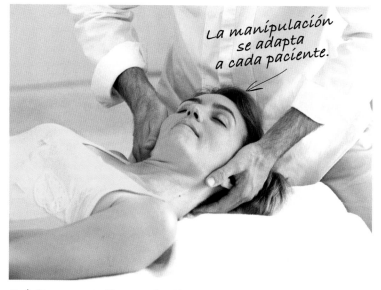

La manipulación se adapta a cada paciente.

1 **Ajuste cervical boca arriba.** El quiropráctico trabaja sobre el cuello con la persona tendida en la camilla. Al alinear las vértebras cervicales, la información fluye libremente entre el cerebro y el resto del cuerpo.

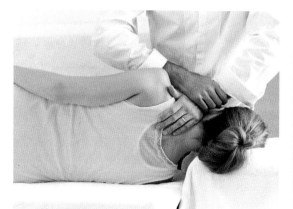

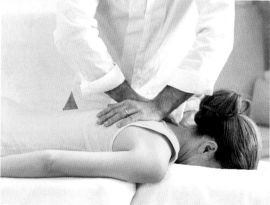

2 **Ajuste sobre el atlas.** En este caso, se utiliza un impulso suave y preciso para alinear la primera vértebra cervical. Una subluxación en el atlas puede dar síntomas como dolor de cabeza, insomnio o mareos.

3 **Ajuste dorsal.** Una subluxación en esta zona puede afectar a los órganos vitales, como el corazón, los pulmones y el aparato digestivo, entre otros. Para el ajuste, se aplica una fuerza muy leve e indolora.

■ LA COLUMNA QUE SOSTIENE TU SALUD

Una mala alineación de la columna vertebral y de la pelvis puede causar todo tipo de molestias. Dificultades digestivas, dolores premenstruales, sensación de ansiedad y otras alteraciones pueden tener su origen en la espalda.

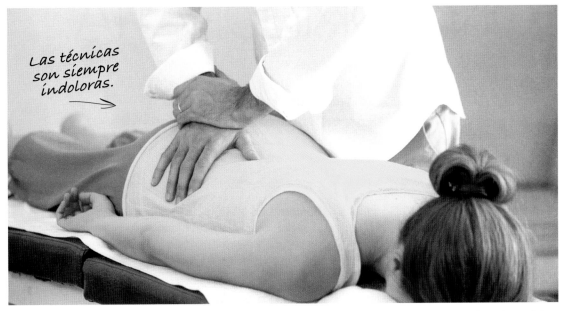

Las técnicas son siempre indoloras. →

1 **Ajuste pélvico.** La camilla está dotada de piezas móviles que ayudan a proporcionar un impulso a determinadas manipulaciones, como esta sobre la pelvis. La técnica se puede utilizar con cualquier paciente, tenga la edad que tenga, pero resulta especialmente beneficioso para las mujeres embarazadas.

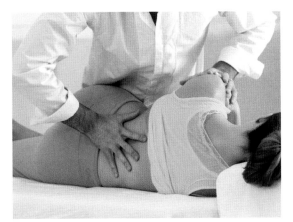

2 **Ajuste sobre la zona lumbar y el sacro.** Una subluxación en esta área afecta al funcionamiento de los intestinos, el aparato reproductor, la vejiga, la próstata, la cadera, las rodillas e incluso los tobillos y los pies.

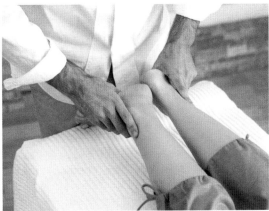

3 **Desequilibrio en las piernas.** Si la columna y la pelvis están desalineadas, puede ser que una pierna se alargue ligeramente, dando la sensación de que una sea más corta que la otra.

MÁS PROTEGIDOS CON HOMEOPATÍA

La homeopatía permite evitar, curar o mejorar los síntomas de las afecciones más comunes con rapidez, de una manera sencilla e inocua, sin los efectos tóxicos de muchos medicamentos. Los productos homeopáticos se encuentran entre las ayudas que podemos ofrecer al sistema inmunitario y se pueden tomar preventivamente.

● Como aliada de las defensas, la homeopatía es una medicina excelente para abordar las molestas infecciones respiratorias. Se atribuye al frío la causa del aumento de cuadros sintomáticos en otoño e invierno, aunque hay otros factores que los favorecen. Solemos recogernos más en sitios cerrados y poco ventilados donde la posibilidad de contagio aumenta; la puesta en marcha de calefacciones (que disminuyen la humedad ambiental) o la mayor utilización de vehículos de transporte elevan la contaminación en estas épocas del año, lo que a su vez favorece la propensión de la mucosa respiratoria a enfermar. Tampoco ayuda que sean las estaciones con menos horas de exposición solar: eso afecta negativamente al estado anímico, lo que nos torna más vulnerables a cualquier agresión microbiológica y dificulta el proceso de curación. La homeopatía se presenta como un refuerzo del «terreno» corporal y anímico para que no arraiguen los agentes patógenos.

ENFERMEDADES QUE VIENEN CON EL AIRE

Podemos desgranar las patologías respiratorias siguiendo el recorrido del aire, desde lo más superficial a lo más profundo.

Cada vez que inspiramos, el aire entra a través de las fosas nasales y circula veloz hacia la faringe, laringe, tráquea y bronquios, hasta acceder a la trama más pequeña de la estructura pulmonar, los alveolos. Ahí es donde se absorbe el oxígeno del exterior y se expulsa el dióxido de carbono. Los capilares pulmonares recogen las moléculas de oxígeno para distribuirlas a través del torrente sanguíneo. Todos los tejidos y células lo necesitan, por lo que cualquier limitación de la función respiratoria puede acarrear alteraciones más allá de la puramente localizada en la caja torácica. Para todas estas alteraciones, un trata-

■ BUENA OPCIÓN PARA LOS NIÑOS

La homeopatía se lleva bien con los más pequeños: responden bien al tratamiento y evitan medicamentos demasiado fuertes.

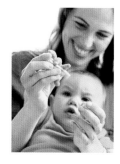

Los medicamentos homeopáticos se componen de lactosa –azúcar de la leche– y nanopartículas o «información» procedente de sustancias naturales.

No es posible intoxicarse o sufrir efectos secundarios negativos por culpa de un remedio homeopático.

La elección del medicamento debe ser realizada por un homeópata –también pediatra en el caso de los niños– para obtener un diagnóstico y conseguir los mejores resultados.

El tratamiento
está ligado a la
realidad del paciente
y las sensaciones y
emociones que
experimenta.

■ HOMEOPATÍA RESPIRATORIA

Esta relación es orientativa. Para recetar un medicamento es preciso conocer al paciente y la situación que atraviesa.

RESFRIADO COMÚN	
ALLIUM CEPA	Abundante secreción nasal acuosa e irritante. Lagrimeo.
NUX VOMICA	Estornudos consecutivos (en salva), especialmente al levantarse.

AMIGDALITIS AGUDA	
BELLADONA	Amígdalas muy hinchadas y rojas, sin exudado blanco. Fiebre súbita. Ganglios dolorosos.
MERCURIUS	Comienza menos brusco y doloroso, pero con presencia de puntos blancos. Mal aliento, mucha salivación.
PHYTOLACCA	Sensación de cuerpo extraño que le permite deglutir. Rigidez muscular. Paladar rojo oscuro.

BRONQUIOLITIS AGUDA	
KALIUM CARBONICUM	Tos seca con gran dificultad respiratoria. Gran debilidad. Párpados superiores hinchados.
ANTIMONIUM TARTARICUM	Intenso ruido de moco pulmonar que no expulsa por estar agotado. Cianosis labial, aleteo nasal. Somnolencia.

BRONQUITIS AGUDA	
DROSERA	Tos seca sobre todo por la noche, con dolor costal que mejora al presionar la zona.
IPECA	Tos espasmódica, gran dificultad de expulsar mucosidad, que acaba provocando el vómito.
PULSATILLA	Tos seca por la noche y productiva de día. Fiebre sin sed. Gran deseo de afecto y consuelo.

NEUMONÍA	
BRYONIA	Tos seca, fiebre alta y mucho dolor en el costado afectado y en la cabeza. Empeora con el movimiento.
PHOSPHORUS	Tos que mueve todo el cuerpo, expectoración de sangre. Palpitaciones y ardor en pecho y palmas. Mucha sed.
ARSENICUM ALBUM	Gran debilidad con mucha inquietud, no puede estarse quieto. Gran sensibilidad al frío. Peor de madrugada.

miento lo más individualizado posible con homeopatía es una buena opción terapéutica, no solo para mitigar los síntomas expresados sino también para prevenirlos.

EL RESFRIADO Y LA GRIPE

El aire entra por los orificios nasales y enseguida contacta con unos «pelillos» o vellosidades ciliares que se encargan de calentarlo y filtrarlo de polvo y otras partículas. A ese nivel se puede encontrar uno de los cuadros más frecuentes en invierno, el resfriado común. Se logra una eficaz prevención complementaria a la homeopatía aplicando sistemáticamente lavados nasales con agua marina isotónica. Aumentar las raciones de alimentos ricos en vitamina C también es recomendable.

Un cuadro distinto es la gripe estacional, causada por otro tipo de virus, y que suele cursar con malestar general, dolor muscular y fiebre elevada. Ante estos síntomas, la medicina alopática suele prescribir antitérmicos y analgésicos a los pacientes. En cambio, la homeopatía tiene en cuenta el historial del enfermo, sus tendencias constitucionales y el estado anímico para elegir el medicamento que mejor va a contribuir a la recuperación de la salud. Por ejemplo, a una paciente con historial de vértigos que contrae una gripe al recibir una mala noticia que la deja postrada se le puede prescribir Gelsemium, medicamento que no está indicado para otras personas que han contraído la enfermedad en circunstancias diferentes.

PROBLEMAS DE GARGANTA

Las amigdalitis son frecuentes en los niños y a menudo se repiten, lo que puede ser causa de un consu-

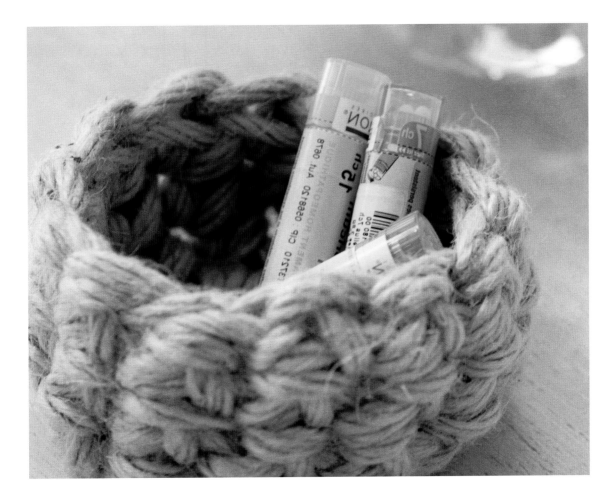

mo excesivo de medicamentos. Un médico homeópata se propondrá descubrir la causa de esa vulnerabilidad. Puede ser, por ejemplo, una afección emocional. Los celos por la llegada de un hermanito pueden hacer, entre otros factores, que el niño tienda a contraer amigdalitis. Si el niño es activo y hablador, puede beneficiarse del medicamento llamado Lachesis.

BRONQUITIS Y PULMONÍA

Una vez superada la tráquea, el aire pasa por los bronquios y bronquiolos, que se van ramificando y estrechando. Su inflamación y la producción de más mucosidad en su interior es un cuadro frecuente.

La bronquitis y la pulmonía son las afecciones respiratorias más frecuentes en este nivel. En el caso de que la pulmonía vaya acompañada de fuertes emociones relacionadas con la familia y de mucha sed de agua fría el medicamento indicado puede ser Phosphorus.

No obstante, si el paciente no responde en pocas horas se hace necesario determinar si la infección es bacteriana y recurrir a los antibióticos en caso preciso.

LA RELACIÓN CON EL EXTERIOR

La homeopatía entiende que la patología respiratoria puede expresar simbólicamente una dificultad o resistencia del ego de ir hacia los demás. Es como en los primeros días de vida del niño que se ha sentido hasta entonces arropado y cuidado por su madre, como si no existiera nadie más en el mundo.

Esta terapia refuerza el aspecto físico, pero también facilita el sentirse uno mismo en relación a la humanidad porque puede ayudar a mantener el equilibrio y conservar la salud durante todo el año.

PLANTAS CONTRA LAS INFECCIONES

Durante miles de años han sido las herramientas curativas por excelencia. Las plantas ayudan al cuerpo a deshacerse por sí mismo de los virus y las bacterias sin efectos secundarios. Pueden aliviar la intensidad de los síntomas y hacer que duren menos. Su uso habitual también refuerza las defensas, por lo que son también preventivas.

● Las hierbas medicinales no son maravillas de acción infalible, pero sí pueden suponer una valiosa ayuda que te evite las infecciones continuas o las gripes y resfriados que sufres con cada cambio de estación, tanto por variaciones de temperatura y humedad como por «pillarte» con unas defensas algo más bajas. Y más aún si eres una persona especialmente sensible a contraer cualquier virus en circulación.

QUÉ PLANTAS TE CONVIENEN
Con una prevención adecuada y un tratamiento suave puedes evitar la toma de un analgésico convencional, un antibiótico o un antiinflamatorio (que puede bloquear la capacidad defensiva de tu cuerpo). A menudo las hierbas evitan que el problema vaya a más.
Para prevenir el ataque de virus y bacterias, «sube» tus defensas recurriendo a plantas de acción linfática, es decir, que estimulan la producción de glóbulos blancos (las células de la inmunidad) y su capacidad de desplazarse más rápidamente. La equinácea es la hierba «protectora» por excelencia, sobre todo para infecciones recurrentes o crónicas, junto con el astrágalo, que acelera la formación y velocidad de las células «defensoras», y la schisandra, que incrementa la resistencia del organismo ante posibles agresiones.
Si ya te has resfriado, las hierbas de acción pectoral te ofrecen una alternativa inocua que en muchos casos te evitará tomar una medicación más fuerte y poco natural, e incluso tener que acudir al médico. Una infusión bien caliente de saúco, tomillo o jengibre es de gran ayuda para combatir agresiones víricas y bacterianas.
Una vez pasada la infección favorecen la completa recuperación. A menudo, tras haber vencido a un catarro o una gripe, tu cuerpo queda agotado. Plantas como el escaramujo o la eupatoria contribuyen a la recuperación de las defensas.

■ CON MIEL Y LIMÓN, MÁS BENEFICIOS

Muchas infusiones amargas pueden enriquecerse con sabor y propiedades añadiéndoles un poco de miel y limón.

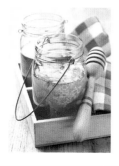

La miel multiplica el efecto beneficioso de las tisanas. Mejora la absorción de sus principios activos y resulta muy útil por sí misma en el tratamiento de catarros e infecciones respiratorias. Es mejor que añadir azúcar.

El limón es otro añadido básico a las tisanas que se emplean contra los resfriados y las gripes. Exprime un limón, calienta el zumo un minuto y añade dos cucharaditas a la tisana. Es antivírico y anticongestivo.

Además de beneficiarte de sus virtudes curativas, las infusiones hidratan y reconfortan.

■ REMEDIOS TRADICIONALES

Existen un gran número de remedios para la tos, pero los siguientes han probado su eficacia y seguridad durante generaciones.

Cataplasma de mostaza y lino. Uno de los remedios más antiguos para los resfriados y la gripe. Combate la congestión y tiene un efecto antiséptico. Se mezclan dos cucharaditas de harina de mostaza y una de linaza en agua ligeramente caliente, hasta formar una pasta viscosa. Se extiende en una tela de algodón y se envuelve bien. Se aplica sobre el pecho durante unos 15 minutos.

Jarabe casero. Mezcla a partes iguales raíz de malvavisco, raíz de regaliz, liquen de Islandia, hojas de eucalipto y de tusílago y flores de chumbera. A continuación hierve 4 cucharadas de la mezcla con 3 cucharadas de azúcar cande en 250 ml de agua. Tras dejarlo reposar 10 minutos se cuela, presionando bien para extraer el máximo de mucílagos.

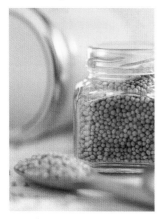

PRIMAVERA QUE CURA LA GARGANTA

Esta hermosa planta (*Primula veris*), propia de robledales y hayedos, ejerce una notable acción balsámica y mucolítica.

La decocción de la raíz de primavera es un remedio tradicional para despejar la garganta y expulsar mucosidades. Resulta de gran utilidad cuando la persona se siente acatarrada, con mucha congestión, estornudos frecuentes, debilidad, algo de «trancazo» e incluso algunas décimas de fiebre.

Cómo se toma: Se usa la raíz, pero también sus hojas y flores en infusión. Como puede resultar algo insulsa, si se le quiere dar un poco de sabor que la haga más apetecible se le puede agregar zumo de limón.

VIOLETA CONTRA LA TOS PERSISTENTE

Cuando el catarro se presenta con mucha tos y es persistente o algo explosiva, la delicada flor de la violeta (*Viola odorata*) puede ser una opción interesante.

Además de ablandar la tos y descongestionar las vías respiratorias, su ácido salicílico ayuda a aliviar el dolor por «trancazo» y la sensación de cabeza pesada. Ejerce también un efecto sudorífico que ayuda a bajar la fiebre.

Cómo se toma: En infusión simple, o bien combinada con pétalos de amapola. La proporción es de una cucharada de la mezcla por taza. Se deja ocho minutos en reposo. La tisana es oscura, de sabor denso y acaramelado.

EL HISOPO REDUCE LA MUCOSIDAD NASAL

Esta bella planta aromática, de floración casi otoñal, ofrece un remedio completo para calmar la tos y despejar la nariz y las vías respiratorias, ya que ayuda a eliminar la mucosidad excesiva. Por su efecto antiséptico, ayuda también si el resfriado se complica y deriva en una infección gripal.

Cómo se toma: Se mezclan a partes iguales ramilletes floridos de hisopo (*Hyssopus officinalis*) con menta, a razón de una cucharada sopera de la mezcla por taza de agua. Se hierve dos minutos y se cuela. Tiene un sabor delicado, como a tomillo pero más suave, que la menta realza.

SAÚCO, PLANTA ESENCIAL CONTRA LA GRIPE

Plantar un saúco (*Sambucus nigra*) cerca de la granja fue en otro tiempo una costumbre muy sabia, por las grandes posibilidades medicinales y alimenticias de este árbol. Destaca por sus virtudes sudoríficas y diuréticas, muy útiles para combatir los procesos gripales.

Cómo se toma: Las flores de saúco se suelen tomar en infusión combinadas con llantén, que ayuda a reducir la irritación de las mucosas. Se aconsejan de dos a tres tazas calientes al día. La bebida tiene un sabor algo dulce y meloso que agrada a muchas personas.

MALVA EN CASO DE RESFRIADO AGUDO Y MOLESTO

La bella malva (*Malva sylvestris*) a menudo constituye la mejor solución para el clásico resfriado que se presenta de repente con una aguda congestión nasal, picor en la garganta y ataques de tos, la mayoría de las veces irritativa. Ya se consumía antes de Jesucristo en verdura y las hojas majadas se usaban también contra las picaduras de insectos y las quemaduras.

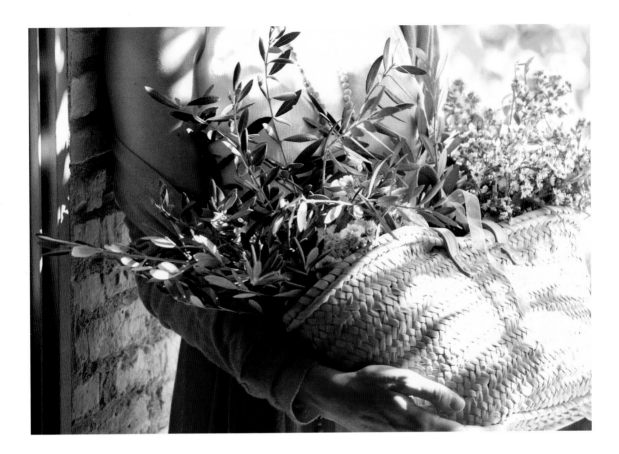

Hay otras plantas que, utilizadas como hierbas para condimentar tus platos, también refuerzan el sistema inmunitario. Ten siempre en tu despensa laurel, orégano, tomillo, romero...

Cómo se toma: En infusión simple o con semillas de anís verde. La proporción es de una cucharada de la mezcla por taza que se infunde diez minutos y se cuela. La bebida tiene un color oscuro y un sabor herbáceo que el anís consigue endulzar.

ASTRÁGALO, POTENCIA LA ENERGÍA VITAL

La medicina china ha usado esta raíz de sabor dulce (*Astragalus membranaceus*) como un tónico energético para estimular la energía vital, prevenir enfermedades y combatir la fatiga, la debilidad y la inapetencia. Todo ello se debe a su efecto estimulante sobre la producción de glóbulos blancos y anticuerpos, y a la activación de los fagocitos. De hecho, estudios recientes han confirmado que refuerza el sistema inmunitario.

Cómo se toma: Mezcla 20 g de raíz de astrágalo y 5 g de canela por 750 ml de agua; hiérvela durante diez minutos, fíltrala y bebe dos tazas al día en ayunas. También puede tomarse en cápsulas o tintura.

JENGIBRE, CONTRA LOS SÍNTOMAS MÁS MOLESTOS

El rizoma del jengibre, muy rico en aceite esencial, se revela como un recurso de primer orden para combatir algunos de los síntomas del resfriado común, como los accesos de tos, el dolor muscular, el dolor de cabeza y las décimas de fiebre.

Con la ayuda de las plantas medicinales, se puede evitar
el consumo de antibióticos que, si se toman en exceso
o innecesariamente, favorecen las infecciones más graves.

Cómo se toma: Se corta una rodaja de jengibre fresco (o bien 3 g de polvo seco), se añade al agua fría y se hierve cinco minutos. Se deja que repose y se cuela. Se le puede añadir miel para atenuar el sabor fuerte y algo picante del jengibre.

EL TUSÍLAGO PUEDE CON LA TOS MÁS SEVERA

Del tusílago (*Tussilago farfara*) se utilizan sus grandes hojas en forma de garra de mamífero, por las que la cultura popular lo conoce también como «pata o uña de caballo» y «uña de asno». Es una de las mejores plantas de herbolario para combatir la tos irritativa, la congestión pulmonar y la irritación de la garganta. Las hojas, que aparecen una vez que las flores se han marchitado, se recogen en primavera o verano. Contienen mucílagos en abundan-

cia, hasta un 15% de su peso, junto con flavonoides, polifenoles, fitosteroles y trazas de alcaloides. El conjunto presenta una acción antitusígena, expectorante y mucolítica muy acentuada, y actúan como antiséptico y demulcente.

Por otra parte, es un apoyo a fumadores y exfumadores frente a la bronquitis crónica y para ayudar a deshabituarse de la adicción.

Cómo se toma: Se hace una infusión con una cucharadita de flores secas en una taza de agua recién hervida. El tratamiento no se debe alargar más de dos semanas.

EL HELENIO ES EFICAZ CONTRA VIRUS Y BACTERIAS

El helenio (*Inula helenium*), que posee una bella flor, calma la tos seca y facilita la expectoración. Aporta un efecto antiséptico muy notable,

de gran ayuda para acortar los estados de convalecencia debidos a una infección vírica o bacteriana. Se indica en caso de procesos gripales, faringitis, bronquitis y ataques de asma. Los herbolarios lo recetan (al igual que el tusílago) para tratar las alergias respiratorias que cursan con rinitis y conjuntivitis.

Cómo se toma: Se prepara una decocción con 5 g de la raíz en una taza de agua y se toma antes de las comidas. Se puede tomar con miel o asociada con regaliz o hinojo para mejorar el sabor (su gusto es amargo y alcanforado). También se encuentra en polvo, extracto líquido, tintura y en cápsulas.

DROSERA, LA MEJOR PARA LA TOS SECA E IRRITATIVA

Como la mayoría de las plantas insectívoras, la drosera (*Drosera ro-*

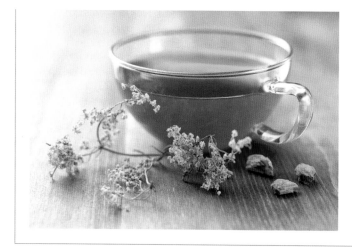

■ TE SIENTAN BIEN

El objetivo de las plantas es reforzar la capacidad del cuerpo para curarse.

Complemento. Muy raramente las plantas medicinales generan reacciones adversas y, de hecho, se pueden usar complementando a los fármacos –si el médico los considera necesarios– sin que surjan interacciones.

En infusión. Tomadas de esta manera tienen la ventaja adicional de templar el cuerpo si sientes frío o malestar y de sentar bien al estómago. Los síntomas se hacen menos agudos y cumplen mejor con su función sanadora.

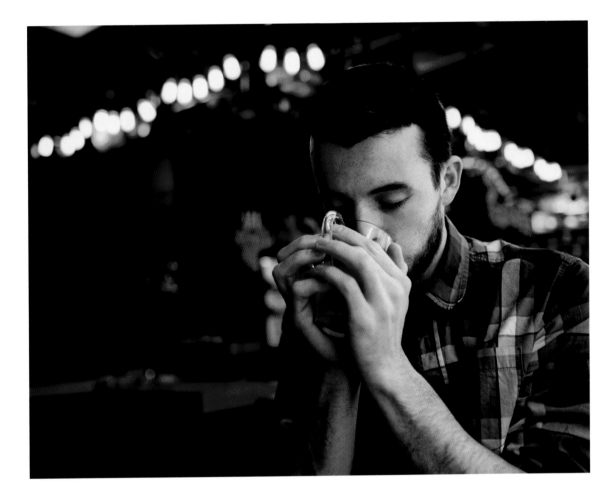

tundifolia) es propia de zonas pantanosas, donde el agua lava tanto de nutrientes el suelo que algunos vegetales han evolucionado de manera que pueden obtenerlos de los insectos que atrapan. La drosera se da sobre afloramientos de musgos del género *Sphagnum*. Su nombre deriva del griego *drosos* («rocío»), en alusión a las gotitas pegajosas que exhibe, muy mucilaginosas y a las que se adhieren los insectos.

Al ser muy escasa, no se debe recoger de la naturaleza (es mejor conformarse con adquirirla en herbolarios). Se trata de una de las plantas más adecuadas para combatir la tos seca e irritativa, así como la tos nerviosa. Combate los focos de infección y ayuda a expulsar la mucosidad. La drosera se indica, por tanto, en catarros con tos, en procesos gripales, faringitis, laringitis y sinusitis.

Cómo se toma: Se prepara un jarabe para la tos y la congestión, y se toman de 4 a 6 cucharaditas al día. Existe una variada oferta de productos a base de drosera en los herbolarios. También se puede tomar en infusión, combinada con plantas como marrubio, brotes de abeto, violeta, malva y regaliz. Se requiere una cucharada sopera de la mezcla por vaso de agua y se toman hasta cuatro tazas al día. También se puede encontrar en tintura y extracto líquido.

DESCANSO Y RELAJACIÓN

Las plantas lo tienen más fácil si su consumo regular se acompaña del necesario descanso y una actitud confiada en la capacidad del organismo para recuperarse. Un catarro o una gripe es un contratiempo, pero también es una oportunidad para mimarse y desconectar.

AROMAS BUENOS QUE TE FORTALECEN

La capacidad de los aceites esenciales para hacer frente a los virus y las bacterias abre una vía para tratar todo tipo de infecciones, que a veces pueden ser resistentes a los antibióticos, y sin dañar la flora intestinal. Su aplicación es muy sencilla y los efectos en algunos casos son realmente espectaculares y muy rápidos.

● Los aceites esenciales poseen muchas propiedades terapéuticas, pero las más conocidas y estudiadas son las antibacterianas.

Los primeros estudios científicos fueron publicados en 1888 por el Instituto Pasteur (Cadeac y Meunier), si bien su poder frente a la proliferación bacteriana ya se conocía de forma empírica desde hacía miles de años. Los egipcios fueron probablemente los mayores expertos en el tema y lo demostraron con el dominio de complejas técnicas de embalsamamiento.

LÍMITES DE LOS ANTIBIÓTICOS

Sin duda, la aparición de los antibióticos fue un acontecimiento destacado en la historia de la humanidad y ha permitido salvar la vida de millones de personas. La medicina aromática moderna, entonces en sus inicios gracias a las investigaciones científicas del químico francés René-Maurice Gattefossé, sufrió las consecuencias de un entusiasmo sin medida por los antibióticos y se quedó en la sombra a pesar de los exitosos resultados obtenidos en el tratamiento de muchas infecciones de origen bacteriano con aceites esenciales.

Las limitaciones que los antibióticos presentan en la actualidad frente a bacterias multirresistentes ofrecen una nueva oportunidad a los olvidados aceites esenciales, que han demostrado su eficacia tanto preventiva como terapéutica.

Pero no solo eso: las propiedades antiinfecciosas e inmunoestimulantes de ciertas moléculas presentes en los aceites esenciales resultan especialmente interesantes en infecciones recurrentes, como bronquitis, candidiasis, etc.

Los aceites esenciales ricos en fenoles (orégano, ajedrea, tomillo timol, clavo de olor, hoja de canela) y en monoterpenoles (árbol del té, niaulí, laurel, palo de rosa, palmarrosa, menta piperita, tomillo linalol, romero cineol) son los que presentan

■ UN VINAGRE MUY ANTISÉPTICO

La siguiente preparación tiene su origen en el siglo XVII. Entonces se empleaba para evitar la peste.

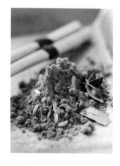

En Toulouse, durante la epidemia de peste del siglo XVII, se detuvo a cuatro ladrones que robaban en casas de víctimas de la peste. Para evitar el contagio se friccionaban manos y cara con un vinagre de plantas antisépticas.

Existe una loción para desinfectar heridas y superficies inspirada en aquella fórmula:
• 2,5 ml de árbol del té
• 2,5 ml de tomillo linalol
• 2 ml de espliego
• 2 ml de laurel
• 1 ml de clavo de olor
• 40 ml de vodka

Los aceites esenciales antiinfecciosos estimulan la inmunidad y tonifican el organismo.

Las propiedades antiinfecciosas e inmunoestimulantes de ciertos aceites esenciales resultan muy interesantes para combatir las infecciones que se repiten.

una actividad biológica destacable en la lucha contra las infecciones.

Constituyen antiinfecciosos de amplio espectro, es decir, que actúan sobre numerosas bacterias, hongos, parásitos y, en diferentes grados, sobre virus. Los aceites esenciales ricos en óxidos también ofrecen propiedades antibacterianas muy interesantes para el tratamiento de numerosas infecciones del aparato respiratorio.

Los aceites esenciales con propiedades antiinfecciosas suelen ser inmunoestimulantes, tonificantes y revitalizadores del organismo. Y no destruyen la flora intestinal (algo que sí ocurre con los antibióticos).

En general, este tipo de esencias son muy seguras en las dosis fisiológicas y terapéuticas, pero hay que respetarlas, sobre todo si los aceites son ricos en fenoles.

A continuación, proponemos algunas aplicaciones útiles para diferentes patologías de origen infeccioso. Si no se indica lo contrario, las dosis que se mencionan son siempre para personas adultas. Aunque lo mejor es que no las tomes por tu cuenta y que consultes, primero, con un profesional cualificado que podrá orientarte en función de tus síntomas y patología.

ANGINAS

Se toman 2 gotas de aceite esencial de tomillo (*Thymus vulgaris*) con miel, 3 veces al día durante 5 días.

Para niños de 3 a 6 años:
• 1 ml de aceite esencial de tomillo tujanol (*Thymus vulgaris*).
• 1 ml de aceite esencial de árbol del té (*Melaleuca alternifolia*).
• 1 ml de aceite esencial de palo de rosa (*Aniba rosaeodora*).

• 7 ml de aceite vegetal de almendras dulces.
Se aplican 5 gotas de la mezcla en el cuello 4 veces por día.
A partir de 6 años:
1 gota de aceite esencial de tomillo con un poco de miel, 3 veces al día durante 5 días.

CANDIDIASIS

Se toman dos cápsulas de aceite esencial de orégano (*Origanum compactum*) encapsulado, preferiblemente en las comidas, 3 veces al día durante 10 días.

GRIPE Y RESFRIADOS

• 3 ml de aceite esencial de árbol del té (*Melaleuca alternifolia*).
• 3 ml de aceite esencial de ravintsara (*Cinnamomum camphora*).
• 1,5 ml de aceite esencial de laurel (*Laurus nobilis*).

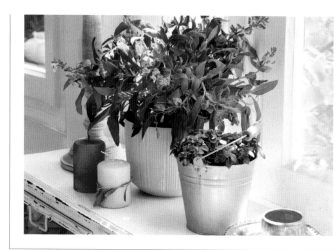

■ BOTIQUÍN DE AROMAS

Son los aceites esenciales más efectivos frente a bacterias, virus y hongos.

Árbol del té (*Maleleuca alternifolia*): Tiene gran poder inmunoestimulante y es eficaz para tratar infecciones respiratorias y gripes. **Tomillo tujanol (*Thymus vulgaris*):** Este aceite es un excelente antiinfeccioso e inmunoesti- mulante. Perfecto para tratar las anginas. **Ravintsara (*Cinnamomum camphora*):** Indispensable contra infecciones víricas. En invierno previene y trata gripes y resfriados. Trata rápida y eficazmente el molesto herpes.

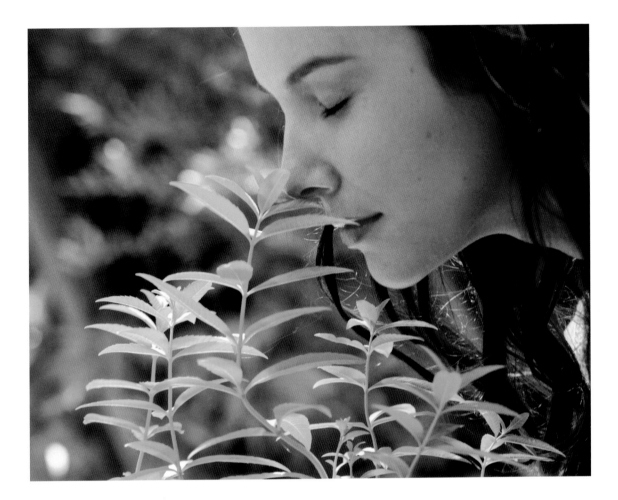

Se aplican 10 gotas en el pecho y en la espalda 8 veces por día durante al menos 3 días.

Niños de 3 a 10 años:

Se aplican 5 gotas mezcladas con 5 gotas de aceite vegetal de almendras dulces, en el pecho y la espalda, 6 veces al día durante 3 días.

HERPES LABIAL

• 1 ml de aceite esencial de espliego (*Lavandula spica*).
• 1 ml de aceite esencial de niaulí (*Melaleuca quinquinervia*).
• 2 ml de aceite esencial de ravintsara (*Cinnamomum camphora*).

• 1 ml de aceite vegetal de caléndula
Al primer síntoma de aparición del herpes se deben aplicar de 1 a 2 gotas cada hora sobre la zona afectada o donde se nota la sensación.

SINUSITIS

• 1 ml de aceite esencial de árbol del té (*Melaleuca alternifolia*).
• 0,5 ml de aceite esencial de espliego (*Lavandula spica*).
• 0,5 ml de aceite esencial de menta piperita (*Mentha piperita*).
Se aplican unas cuantas gotas del preparado en la frente y se repite la aplicación hasta 8 veces por día.

OTITIS

• 1 ml de aceite esencial de árbol del té (*Melaleuca alternifolia*).
• 1 ml de aceite esencial de niaulí (*Melaleuca quinquinervia*).
• 1 ml de aceite esencial de tomillo linalol (*Thymus vulgaris qt linalol*).
• 1 ml de aceite esencial de espliego (*Lavandula spica*).
• 4 ml aceite de nuez de albaricoque.

Adultos:

Se masajea con 2 gotas en la oreja, 3 veces por día.

Niños de 3 a 6 años:

Una gota en forma de masaje alrededor de la oreja, 3 veces por día.

OTROS ALIADOS PARA TUS DEFENSAS

Cuando el sistema inmunitario está debilitado eres mucho más vulnerable a las infecciones y tardas más en recuperarte. Como has ido viendo en este manual, para fortalecerlo cuentas con la inestimable ayuda de plantas, aceites esenciales y técnicas como la quiropráctica. Pero también hay otras herramientas muy útiles que debes conocer.

● El estrés, el frío o la escasez de luz pueden debilitar el organismo y abrir la puerta a los resfriados y las gripes. Como te hemos explicado en páginas anteriores, el organismo está perfectamente equipado para protegerse de los microbios que los causan gracias a un sistema de defensas capaz de identificar cualquier sustancia extraña que intente franquear sus barreras, así como de poner en marcha los mecanismos necesarios para neutralizarlas. Entre esas barreras se encuentran la piel y las mucosas de las vías respiratorias y el aparato digestivo. Sin embargo, si ese sistema se debilita el organismo no solo se vuelve más vulnerable a las infecciones. Una dieta equilibrada y el descanso contribuyen a que las defensas permanezcan alerta, pero existen muchas otras cosas que se pueden hacer para reforzarlas, desde tomar suplementos que lo estimulen (siempre bajo supervisión médica) a recurrir a prácticas como la reflexoterapia, que favorecen la curación.

LOS PROTECTORES DE LA MICROBIOTA INTESTINAL

Como ya te hemos adelantado en el segundo capítulo, el equilibrio de la flora intestinal está estrechamente relacionado con la buena salud del sistema inmunitario. Y para conseguirlo el papel de prebióticos y probióticos es fundamental.

Los prebióticos son ingredientes de la comida que estimulan el crecimiento y la actividad de bacterias presentes en el intestino, como los lactobacilos y las bifidobacterias, beneficiosas para la salud. Este efecto se explica porque son compuestos no digeribles y, por tanto, acaban llegando al colon sin degradarse. Una vez ahí, sirven de alimento a las bacterias beneficiosas que residen en la zona. Aunque pueden tomarse en forma de suplementos, son buena fuente natural de ellos alimentos como la cebolla, los espárragos, la alcachofa y el plátano.

■ LIMPIA TUS FOSAS NASALES

El lavado nasal con agua isotónica, una técnica propia del yoga, previene y mejora las infecciones y las alergias.

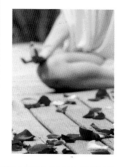

La higiene nasal evita que bacterias y virus se multipliquen en las mucosas respiratorias y que el polen y otros alérgenos despierten respuestas inmunitarias.

La lota es una jarra diseñada para hacer irrigaciones nasales con agua templada (500 ml) y una cucharadita de sal marina.

Inspirando suavemente el líquido se introduce con la lota por el orificio izquierdo de la nariz y se expulsa por el derecho. Luego se repite en sentido contrario.

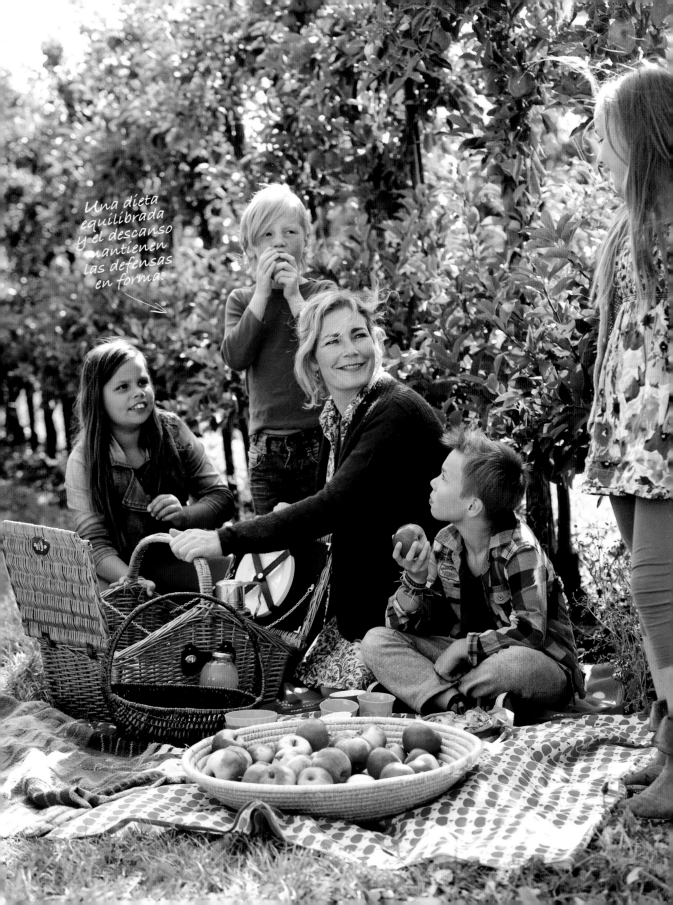

Una dieta equilibrada y el descanso mantienen las defensas en forma.

■ EL DEPORTE TE CONVIENE

Cuando haces ejercicio tu cuerpo se oxigena más y activas la eliminación de toxinas, lo que favorece a tu sistema de defensas.

Elige ejercicios suaves, que permitan mover muchas partes del cuerpo a la vez, como caminar, nadar o montar en bicicleta. Si lo haces regularmente aumentará tu capacidad defensiva ante cuerpos invasores que pueden acabar provocando una infección. La actividad física regular contribuye a aumentar la actividad de los leucocitos, que circulan más rápido por el organismo y aumentan su eficacia frente a virus y bacterias.
Sal bien abrigada, sobre todo en otoño e invierno, y controla siempre la intensidad del ejercicio. Procura que sea moderada y que se adapte a tu condición física y edad, ya que el sobreesfuerzo puede ser dañino (al producirse un exceso de cortisol, la hormona del estrés, que como ya sabes debilita las defensas).

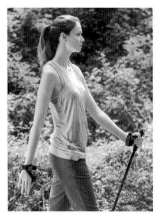

Los probióticos, en cambio, actúan «repoblando» la flora intestinal, porque son alimentos que contienen esas mismas bacterias beneficiosas para ella. Cuando la mucosa del tracto gastrointestinal cuenta con suficientes bacterias protectoras, estas impiden la proliferación de las dañinas, lo que descarga al sistema inmunitario.

Eso sí, para que resulten útiles deben llegar vivas al intestino. Están presentes en el yogur, el kéfir, la col fermentada (o chucrut), las aceitunas y el miso, y se encuentran también en forma de suplementos.

PROPÓLEO, LA PROTECCIÓN NATURAL DE LAS ABEJAS

Las abejas fabrican el propóleo a partir de las yemas, la savia y otras sustancias vegetales y lo utilizan para sellar y proteger la colmena frente a las bacterias y los microorganismos nocivos.

Compuesto entre otras muchas sustancias por resinas, ceras, flavonoides y sales minerales, el propóleo permite estimular las defensas naturales del cuerpo y le ayuda a combatir las infecciones. Posee además efectos calmantes, cicatrizantes y antiinflamatorios.

Se encuentra en extracto, aceites, comprimidos y cremas. Para prevenir el resfriado se pueden tomar 50 gotas diarias con el desayuno. También está indicado para el tratamiento de herpes e infecciones por hongos como la candidiasis. Los pulverizadores a base de propóleo, además, son muy eficaces en las irritaciones de la garganta.

LA PREVENTIVA EQUINÁCEA

Las raíces y las flores de esta planta de origen norteamericano constituyen una gran ayuda para reforzar las defensas y hacer frente a virus, bacterias y hongos.

Se emplea para tratar infecciones bacterianas y víricas que afectan al tronco respiratorio, problemas dermatológicos y afecciones como la candidiasis, aftas bucales o herpes.

Parte de su acción se debe a su contenido en equinacina, ácido cafeico y ácido chicórico, que estimulan la función inmunitaria aumentando la formación de glóbulos blancos. Para potenciar las defensas se pueden tomar unas 25 gotas de tintura alcohólica disueltas en agua tres veces al día, o en extracto líquido sin alcohol si se da a niños. Deben evitarla las embarazadas.

GINSENG, EL MEJOR TÓNICO

La raíz de esta planta de Extremo Oriente es un poderoso tónico para el sistema nervioso y las defensas. Se considera una sustancia adaptógena que ayuda al organismo en situaciones de estrés físico y mental.

Ayuda a fortalecer el sistema inmunitario y previene las infecciones respiratorias al estimular la actividad de los fagocitos y las células asesinas naturales. La dosis recomendada suele ser de entre 200 y 500 mg al día (con una concentración de ginsenósidos del 5-7%). Algunos expertos aconsejan tomarlo durante cuatro semanas y descansar otras tantas.

CARDO MARIANO PARA ELIMINAR TOXINAS

Ya sabes que el buen estado del hígado es esencial para eliminar los tóxicos del organismo, algo que favorece que las defensas se concentren en atacar a los virus y bacterias y que, por tanto, las hace más eficientes. Las semillas del cardo mariano (*Silybum marianum*) con-

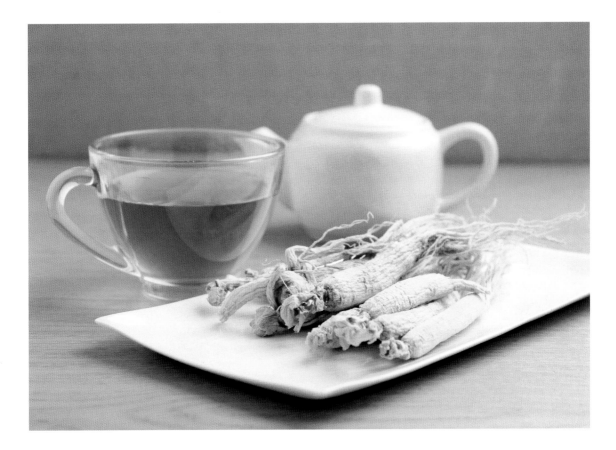

Plantas medicinales como el ginseng aumentan la capacidad
del organismo para adaptarse a circunstancias
que nos provocan estrés y que pueden debilitarnos.

tribuyen a facilitarle la labor al hígado porque contienen silimarina y silibinina, con capacidad para depurar y proteger este órgano y también los riñones. Además, es antitumoral, antiinflamatorio, antialérgico y rebaja los niveles de colesterol. Suele tomarse en cápsulas más que en infusión, porque es una planta de sabor muy amargo.

Si por cualquier motivo estás tomando algún fármaco, ten en cuenta que al propiciar la eliminación de los tóxicos puede disminuir su efectividad. Consulta con tu médico qué debes hacer y, en todo caso, espacia la toma del medicamento y de las cápsulas de cardo mariano.

UN ACEITE MUY RICO EN VITAMINAS

Su desagradable sabor y la aparición de determinados antibióticos hicieron que un remedio tan clásico como el aceite de hígado de bacalao quedara durante unas décadas solo para el recuerdo. Sin embargo, con el tiempo los nuevos descubrimientos y la posibilidad de tomarlo en cápsulas han renovado el interés por sus múltiples beneficios. Uno de los más importantes es la reducción del colesterol, pero también es un excelente aliado para reforzar las defensas en invierno.

El aceite de hígado de bacalao es muy rico en vitaminas A y D, que como ya sabes ayudan a prevenir infecciones y mejoran la respuesta

Muchas terapias naturales actúan a la vez sobre los sistemas inmunitario, nervioso y endocrino. Su objetivo es que el cuerpo sea capaz de recuperar el equilibrio y la salud por sí mismo.

inmunitaria. Ten en cuenta, eso sí, que ambas vitaminas se acumulan en el organismo y, en exceso, pueden acabar provocando problemas de salud (más riesgo de fracturas, dolor de cabeza, cabello y piel frágiles, piedras en el riñón...). Lo más sensato es tener precaución con la dosis, que suele ser de entre 10 y 20 ml de aceite de hígado de bacalao diarios (aunque siempre debe ajustarse a cada caso en particular). Debe evitarse si se toman fármacos para la coagulación y, en caso de duda, consultar siempre con un especialista.

RAÍZ DEL ÁRTICO CONTRA LA FATIGA Y EL ESTRÉS

Originaria de las regiones árticas de Europa y Asia, la raíz del Ártico (*Rhodiola rosea*) se ha venido utilizando durante siglos en Rusia y Escandinavia por sus efectos tonifi-cantes y reconstituyentes. Ayuda al organismo en situaciones de estrés aumentando su resistencia física, combatiendo la fatiga y mejorando el estado de ánimo.

Se cree que las condiciones extremas en las que crece la planta, hasta hace poco apenas conocida en Occidente, le llevan a producir compuestos que le ayudan a resistir y que en nosotros pueden tener efectos similares. También se cree que mejora la resistencia a enfermedades actuando sobre el cerebro y las glándulas del sistema endocrino (las adrenales, la tiroides y el timo), al disminuir el nivel de ciertas sustancias que se generan con el estrés y que perjudican a nuestras defensas.

Es importante emplear la variedad *Rodhiola rosea*, pues contiene unos compuestos protectores que no tienen otras variedades.

Se puede encontrar en forma de extracto, del que se recomienda tomar entre 100 y 170 mg diarios como máximo durante cuatro meses, al cabo de los cuales conviene descansar durante al menos unas dos o tres semanas.

LA AYUDA DE LA REFLEXOTERAPIA

Los pies son mucho más que los soportes del cuerpo. En ellos existen zonas reflejas comunicadas con las distintas partes del organismo. Al activar esas zonas mediante un masaje se pueden disipar tensiones y prevenir o tratar enfermedades.

En esto se basa la reflexoterapia, una técnica de masaje que además mejora la circulación sanguínea y linfática, esta última con efectos directos sobre el sistema inmunitario. También ayuda a relajarse,

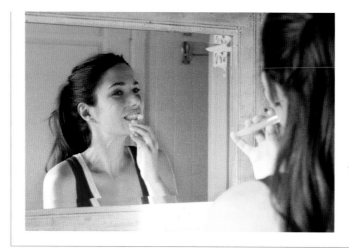

■ LA HIGIENE BUCAL

La proliferación de bacterias puede estar en el origen de muchas enfermedades.

En las encías y en los dientes se acumulan muchos gérmenes que no producen molestias pero mantienen ocupado al sistema inmunitario y acaban por agotarlo. Pueden, incluso, afectar al corazón y otros órganos.

Conviene, pues, cepillarse correctamente los dientes (mejor con cepillo eléctrico) y la lengua, pasarse la seda dental y hacerse una revisión de la boca cada seis meses para descartar posibles infecciones.

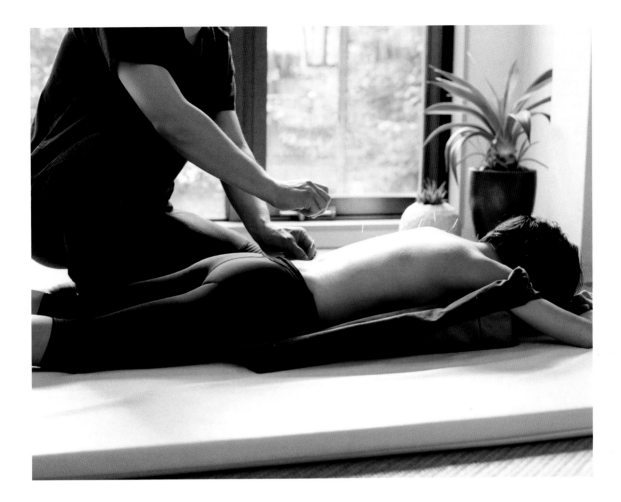

combatir el estrés y recuperar el equilibrio y la vitalidad.

Sin descartar la opción de acudir a un terapeuta especializado en masaje podal, uno puede también ayudar a sus defensas a combatir un resfriado o cualquier otra infección masajeándose la zona refleja del pie correspondiente durante unos minutos cada día en cuanto empiezan los síntomas.

En caso de inflamación de garganta y congestión nasal, por ejemplo, se puede masajear con pequeños círculos la base del pulgar. Si los problemas se concentran en el pe-cho, habrá que centrarse en la parte alta de la planta, avanzando desde la base de dedos hacia la almohadilla del pie. Masajeando la cara interna por debajo de la articulación del pulgar, se estimula el timo.

GANA EQUILIBRIO CON ACUPUNTURA

Esta técnica, una de las más conocidas dentro de las terapias naturales, contribuye a reforzar los mecanismos del cuerpo que estimulan el equilibrio de nuestras defensas. Lo hace por medio de agujas o moxas (hierbas calientes), que se aplican sobre puntos concretos del cuerpo. Uno de los posibles beneficios de la acupuntura es el control del estrés y la ansiedad: recuerda que ambos factores pueden repercutir negativamente en tu sistema inmune.

Como ves, cuentas con un gran número de aliados que, en caso de que tus defensas no estén en su mejor momento, pueden ayudarte a darles un empujoncito final para potenciarlas al máximo y evitar desde infecciones tan comunes como gripes a resfriados, a otras que pueden llegar a ser más graves (bronquitis, pulmonía...).

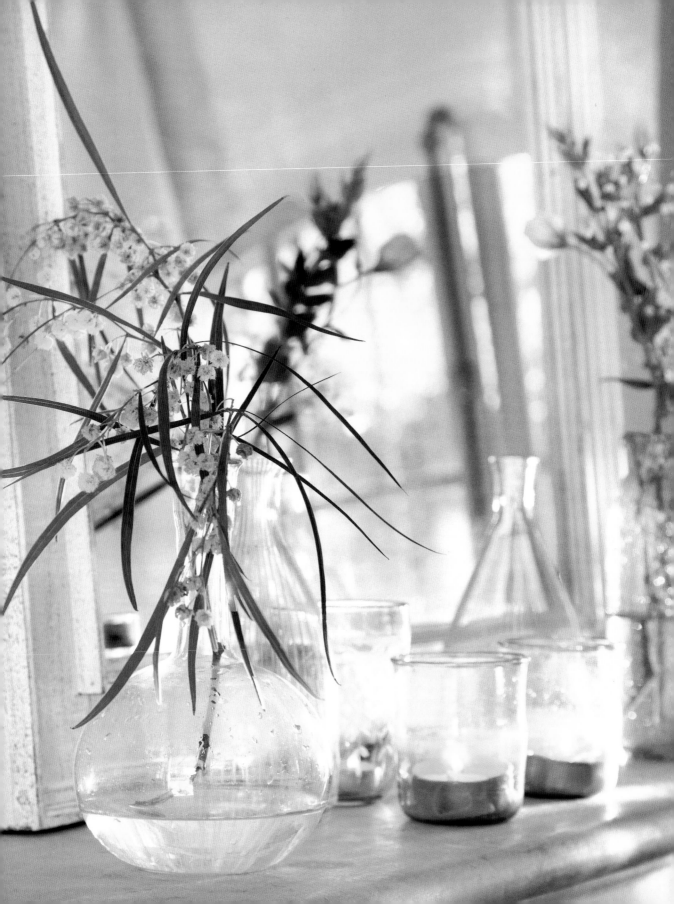

4. UNA CASA MÁS PROTEGIDA Y SANA

LA SALUD ESTÁ EN EL AIRE

Te mereces respirar en casa con tranquilidad y evitar los alérgenos y sustancias nocivas que contiene un aire «cargado» y que pueden favorecer las infecciones. Ventilar es el primer paso, pero hay más cosas que están en tu mano para conseguir que el ambiente de tu hogar sea lo más sano posible: recurrir a las plantas de interior, las fuentes de agua...

● ¿Por qué es tan importante que ventiles la casa? El aire de los espacios debe renovarse para que continúe siendo respirable y beneficioso para el organismo.

El aire se oxigena: se reduce la concentración de CO_2, el gas que espiramos y que ya no nos sirve. «El aire está cargado», decimos cuando el ambiente de una determinada estancia está sobrecargado de este dióxido de carbono.

Se regula la humedad: a veces es deseable aumentarla porque el aire está muy seco, lo que perjudica nuestras mucosas respiratorias. Otras veces hay que disminuirla para que no haya condensaciones.

Se reduce el polvo: las partículas en suspensión y los malos olores son arrastrados por la corriente de aire que se crea al ventilar.

Actúa el sol: los rayos calientan y desinfectan las estancias.

QUÉ PUEDE PASAR SI NO VENTILAS CORRECTAMENTE

Prolifera el moho como consecuencia del exceso de humedad. Cuando notamos su olor ya estamos respirando esporas nocivas.

Aumentan los gases tóxicos que son liberados por los objetos encolados (muebles, alfombras, objetos de plástico, etc.), los productos de limpieza o que forman parte de los humos de la cocina. En un espacio cerrado, la densidad de partículas y gases es mayor que en el exterior. **Se multiplica el riesgo** de alergias y de que las vías respiratorias se irriten. También se favorece la aparición de todo tipo de infecciones.

Calderas, calentadores, estufas (de gas o de parafina) y chimeneas emiten gases contaminantes. Estas emisiones se eliminan haciendo que los aparatos expulsen los gases hacia el exterior. En las intoxicaciones leves los síntomas se parecen bastante a los que se dan en una gripe: fatiga, dolor de cabeza, mareo, náuseas, vómitos, falta de concentración e incluso alteraciones del ritmo cardiaco.

■ IONES NEGATIVOS EN TU CASA

El organismo humano se encuentra a gusto y relajado en un ambiente cargado de iones negativos que nos sientan bien.

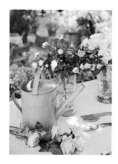

¿Qué son los iones negativos? Son partículas con carga eléctrica negativa que flotan en el aire y hacen que nos sintamos a gusto.

¿Qué pasa si no hay iones negativos? Cuando hay más iones positivos, aparecen dolores de cabeza, ansiedad, depresión y problemas respiratorios.

¿Cómo se crean? Las fuentes de agua, los humidificadores y las plantas los aumentan. También los ionizadores que no liberen ozono son una opción.

Al abrir las ventanas se renueva el aire y, además, los rayos solares tienen cierto efecto desinfectante.

■ EL AIRE LIMPIO DEPENDE DE...

Mantén a raya en tu casa ciertos valores que te mostramos a continuación y respirarás mucho mejor.

	TEMPERATURA	HUMEDAD	COVS
VALORES IDEALES	El rango de confort se halla entre los 17 °C (en invierno, por la noche) y los 24 °C (en verano).	El nivel de humedad debe encontrarse entre el 35 y el 50% a lo largo de todo el año.	Lo ideal es que en casa haya cero compuestos orgánicos volátiles. Intenta reducirlos al mínimo.
RIESGOS PARA LA SALUD	Si la diferencia entre temperatura exterior e interior es demasiado acusada, tus defensas bajan. Para evitar esos cambios de temperatura, es preferible abrigarse un poco dentro de casa en invierno que ir en camiseta de manga corta.	Si está por debajo del 35% –ocurre en invierno cuando la calefacción está demasiado alta– la piel, las mucosas y los ojos se resecan. Pero es más «peligroso» que la humedad supere el 50%, porque favorece el desarrollo de ácaros, mohos y bacterias.	Muchos COVS son irritantes y, algunos, incluso cancerígenos. A corto plazo causan irritación de los ojos y de las vías respiratorias, dolor de cabeza, mareos, trastornos visuales, fatiga, reacciones alérgicas en la piel y náuseas. A largo plazo pueden dañar el hígado.
BUENOS CONSEJOS	• **Piensa** antes de encender la calefacción o el aire acondicionado en cómo puedes regular la temperatura sin ellos. Puedes, por ejemplo, graduar la entrada del sol. • **Crea ambientes** cálidos con la ayuda de cortinas gruesas, alfombras y tapicerías. • **Mejora** el aislamiento, sobre todo de ventanas y paredes que dan al exterior y al norte.	• **Compra** un higrómetro (desde 5€) para saber la humedad del aire. • **Si el exceso** no se corrige con la ventilación y la mejora de los aislamientos, un aparato deshumidificador puede ser la solución. • **Puedes aumentar** la humedad con un aparato humidificador. Son preferibles los que funcionan por ultrasonidos.	• **Si vas a reformar** tu casa, emplea pinturas, barnices, colas, etc., sin disolventes y con sellos ecológicos o ingredientes básicos naturales. • **No utilices** insecticidas químicos. Emplea medios naturales para controlar los mosquitos o las plagas de las plantas. • **No abuses** de los productos de limpieza con perfumes.

CÓMO Y CUÁNDO VENTILAR

El momento más adecuado del día y el tiempo que se debe dedicar a la ventilación dependen del tipo de clima local, el uso de la casa y la estación del año en que estemos.

En invierno hay que ventilar en el momento más caliente, hacia el mediodía, o aprovecharnos del momento en que incida más el sol.

En verano se ventila por la noche, lo que además sirve para refrescar al máximo la casa.

Unos 10 minutos diarios bastan para renovar el aire de una estancia.

Cuantas más personas viven en una casa, más tiempo y más veces se debe ventilar.

Los dormitorios se airean después de levantarse. No es mala idea abrir las ventanas unos minutos antes de dormir, incluso en invierno.

AÚN SE PUEDE HACER MÁS

Quitarte los zapatos al cruzar la puerta de casa es una obligación. Vienen de la calle cargados de polvo y contaminantes que luego se dispersan en el aire.

Los purificadores de aire son aparatos prácticos para personas alérgicas o sensibles a los contaminantes (desde 60€). Hay modelos de sobremesa con eficacia limitada y sofisticados aparatos con filtros de carbono que retienen las partículas de polvo cargadas de metales pesados, esporas o compuestos orgánicos volátiles (COVS).

PLANTAS QUE LIMPIAN

Todas las plantas de interior regulan en mayor o menor medida la humedad ambiental y, sobre todo, depuran el aire. Algunas también son capaces de eliminar gases tóxicos, capturándolos del aire y enterrándolos en la tierra. En los

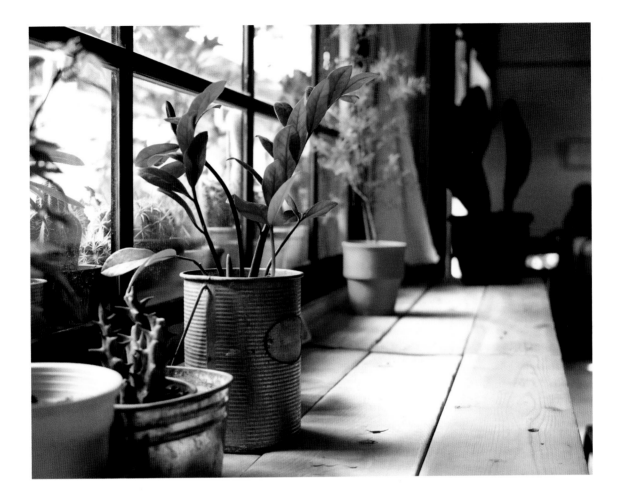

años 80, la NASA estudió la capacidad de decenas de plantas para purificar el aire con el fin de utilizarlas en las instalaciones espaciales. Descubrieron que muchas filtran los compuestos orgánicos volátiles (COV) más comunes. Por tanto, una casa llena de plantas variadas mejora la calidad del aire.

Espatifilo. Encabeza la lista, pues elimina formaldehído, benceno y tricloroetileno. También neutraliza el tolueno y el xileno.

Sansevieria. Una de las mejores para filtrar el formaldehído (tejidos, productos de limpieza y cuidado personal, aglomerados, tapicerías...). Crece con poca luz.

Crisantemo. Además de medicinal, ayuda a filtrar el benceno (adhesivos, pintura, plásticos, detergentes...). Necesita luz y humedad.

Drácena. Excelente para eliminar el tricloroetileno (se libera de prendas pasadas por la tintorería y de productos quitamanchas). También el xileno y el formaldehído.

Gerbera o margarita africana. Es eficaz en la eliminación de tricloroetileno y para filtrar el tolueno (perfumes, desodorantes, detergentes, pinturas, tintas, etc.).

Azalea. Ideal para luchar contra el formaldehído y el amoniaco. Es una buena opción para mejorar el aire interior de los sótanos.

OTRAS OPCIONES

Formaldehído: aloe vera, filodendro, diffenbachias, helecho, hiedra, ficus, cinta, poto, ficus benjamina.
Monóxido de carbono: cinta.
Benceno: margaritas, cinta, palma, poto, rapis o palma bambú.
Tolueno: hiedra.
Amoniaco: rapis.
Tricloroetileno: hiedra, espatifilo, drácena, rapis.

EL ORDEN AYUDA A GANAR SERENIDAD

Limpiar y poner orden en el hogar puede ser una terapia. Cuando se consigue un espacio diáfano, cuidado y armonioso en el exterior, ese equilibrio se refleja también en el ánimo. Una actitud positiva y relajada es un elemento fundamental para gozar de un sistema inmunitario en forma que haga frente a las agresiones que pueda sufrir.

● Organizar los «puntos negros» de la casa en los que se van acumulando trastos, papeles o cajas que parecen estar esperando una mano que nunca llega es una labor mucho más importante de lo que se cree. Esos objetos nos recuerdan constantemente la tendencia humana a rodearse de lastre e implican una dejadez que a menudo impide que la vida fluya. Poner orden significa buscar la armonía en el momento presente, deshaciéndose de aquello que ya no resulta de utilidad. En ocasiones, puede ser incluso una forma de poner un broche al pasado. De ahí que, después de renovar esos rincones olvidados, ventilándolos, quitándoles el polvo, fregando el suelo y arreglando lo que está estropeado (grifos, bombillas, grietas), se suela respirar aliviado con la sensación de haberse quitado un gran peso de encima.

Desprenderse de lo viejo permite dar cabida a lo nuevo y centrarse en lo importante. Lo mismo ocurre cuando se atiende al cuerpo tras cometer excesos o cuando se toma conciencia de los aspectos de la propia personalidad o de la relación con los demás que se han ido relegando a un segundo plano y que necesitan ser abordados y depurados. Uno se siente más lleno de vitalidad y también mejor preparado para disfrutar de la relación con los seres queridos y de abrirse igualmente a los invitados esporádicos.

UNA VIDA MÁS CLARA

Se puede limpiar y crear un espacio diáfano y armonioso que propicie una vida más clara y fluida. También se puede aprovechar la energía del momento para empezar a poner orden en esa otra casa que es nuestro propio cuerpo.

Este puede ser un buen momento para modificar algunos hábitos y eliminar lo superfluo también de la dieta, porque cuanto menos se acumule ahora menos habrá que depurar más adelante.

■ EL SIMBOLISMO DEL TRASTERO

Se asemeja al inconsciente personal: se corre el riesgo de que se amontonen los elementos prescindibles, que ya no sirven.

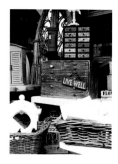

En los trasteros se encuentran todo tipo de cosas, desde antiguallas familiares heredadas a enseres rotos que esperan una reparación que nunca llega.
Entrar en ellos con la intención de deshacerse de lo que no se volverá a usar es un acto de limpieza necesario que dará mayor amplitud física y psíquica a la vida.
No debería costar desprenderse de las cosas y de los pensamientos: al desapegarse se crea el espacio para nuevas oportunidades.

Poner orden es buscar la armonía en el momento presente, deshaciéndose de lo superfluo.

▪ ORDEN EN TU DÍA A DÍA

Si ya has organizado y limpiado tu casa, es el momento de dedicar toda tu energía a ordenar las prioridades a nivel personal.

Serena tu mente: dedica un momento diario a relajarte y a poner orden en tu vida interior. Valora a diario cómo estás, con qué te encuentras cómodo y en plenitud y si sientes que tienes algo pendiente.

Aliméntate mejor: la forma de hacerlo, sin ser radicales, es dando prioridad a las frutas y a las hortalizas, y a los pescados y las legumbres sobre las carnes.

Presta atención al cuerpo: cuidar del propio aspecto, cortándose el pelo o dándose un masaje ayuda a sentirse mejor en todos los planos.

Dedícate a los amigos: se puede hacer el propósito de llamar a una o dos personas queridas al día o cada dos días, de manera que no se vayan aplazando las relaciones que nos importan.

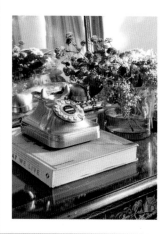

UN CAMBIO LLEVA A OTRO

Tanto en casa como en la dieta los motivos que llevan a acumular o a cultivar el desorden pueden ser muchos, conscientes e inconscientes. Empezar a poner orden en lo físico, interna y externamente, puede ser asimismo un catalizador para poner orden en lo psíquico.

A continuación te invitamos a realizar un recorrido por las zonas de la casa en las que introducir pequeños cambios que pueden proporcionar una mayor armonía.

En los recuadros se incluye información sobre cómo cuidar aspectos del cuerpo y de la mente que necesitan ser trabajados para llegar a los cambios de estación lo más fortalecidos y positivos posible.

UNA ENTRADA DESPEJADA

Para el feng-shui, el arte tradicional chino de la armonización de espacios, la entrada principal de una casa indica la afluencia de oportunidades o el camino de entrada de la energía o chi que penetra en el hogar. Por ello, poner orden en la entrada requiere que el camino que conduce hacia la casa sea claro, esté bien definido y no confunda a las personas que llegan.

También es importante que el nombre y la dirección se vean correctamente en el buzón, que las cerraduras abran y cierren sin problemas, que no haya obstáculos que dificulten el paso y que la puerta de entrada no sea demasiado estrecha ni el techo resulte demasiado bajo.

Una vez en el interior, tanto si el hogar es un piso como una casa, el vestíbulo debe ser un lugar que acoja lo que entre sin resistencias. Podemos observar si es un recibidor lleno de luz o en penumbra, a qué huele la casa, o qué objetos dan la bienvenida tras la puerta. Es importante que el orden se respire en la casa desde la entrada y que el mueble que se suele situar en este espacio sea discreto y ayude a sentirse bien, sin dejar en él trastos que creen confusión y que recuerden cosas pendientes.

EL SALÓN, LUGAR DE RELACIÓN

El salón es el espacio central de la casa, donde se comparten muchos momentos de tranquilidad con la familia y los amigos, y donde gusta sentirse cómodo charlando, leyendo o descansando tras una agotadora jornada de trabajo.

Para favorecer un ambiente armónico es importante que el salón reciba luz solar y que disponga de unos muebles cómodos y alegres. Pintar la estancia de un blanco roto o un tono pastel que contraste con los muebles aporta luminosidad, mientras que la decoración debería ser estimulante y reconfortante.

Lo importante es crear un entorno en el que uno se sienta bien y que transmita un sentido positivo de la vida. Hay que sustituir aquellos elementos negativos que causen rechazo por objetos que transmitan buenas emociones o, simplemente, elementos decorativos que nos atraigan por su belleza.

LA COCINA, ESPACIO DE SALUD

Si el salón es el espacio de las relaciones con la familia y los amigos, la cocina es el lugar donde se gesta la salud de los habitantes de la casa, donde se preparan y se almacenan los alimentos que nos dan vida. Por eso, limpiar y organizar este espacio habla de la buena disposición para cuidar mejor de la propia salud y de la de quienes nos rodean, pero también para disfrutar y

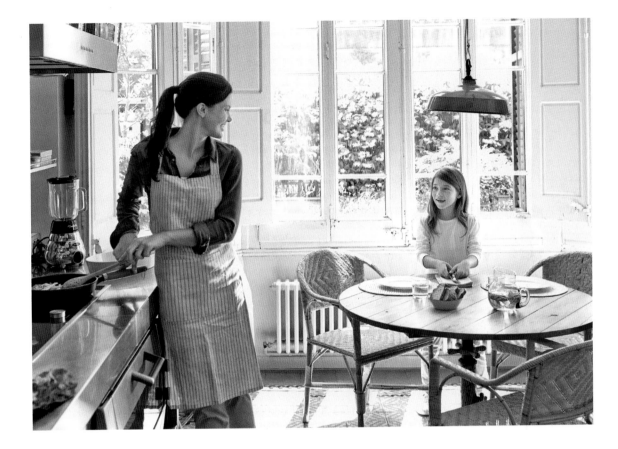

Si el salón es el espacio de las relaciones con la familia
y los amigos, la cocina es el lugar donde se gesta el bienestar
de los habitantes de la casa. Orden e higiene son esenciales.

dar placer a los demás. Se aconseja crear un ambiente cálido que invite al recogimiento y al disfrute de ese momento especial en el que se prepara y comparte la comida.

Dejar que los platos se amontonen en el fregadero, encontrar la encimera llena de trastos o el suelo sucio crea una sensación de descuido que tira para atrás en vez de animar a elaborar el menú. Cuidarse por dentro exige pulcritud y organización del lugar y los utensilios.

Se puede crear un ambiente confortable y luminoso eligiendo colores terrosos: cremas, amarillos, ocres o naranjas para las paredes que contrasten con el mobiliario y armonicen con el suelo.

Encontrar los cajones y armarios bien organizados, con la pasta, los cereales y las legumbres en tarros de cristal, facilita las cosas a la hora de saber con qué se cuenta y con qué no. Conviene evitar que los paquetes se amontonen hacien-

do equilibrios y ocupen un espacio mayor. Otro aspecto importante en la organización de la cocina es elaborar una lista de lo que se necesita para comprar en función de lo que se vaya a usar y lo que no.

Reciclar el plástico, el vidrio, el papel y el aceite ayuda, por otra parte, a ser más cuidadosos, conscientes y solidarios con el planeta, que también es la casa en la que vivimos, y como tal es responsabilidad de todos cuidarlo.

El lavabo es la zona consagrada a la higiene, pero también es un espacio donde cuidar el bienestar físico y relajarse tomando, por ejemplo, un baño con sales.

DESCANSO EN EL DORMITORIO

Como espacio propio de cada miembro de la casa, el dormitorio debe ser uno de los lugares más relajantes del hogar, acorde con los gustos personales y pensado para el descanso y la intimidad.

Es importante, a la hora de conseguir orden y limpieza, optar por no recargar demasiado estos espacios, eliminar televisores u ordenadores, y utilizar colores en las paredes y el mobiliario que faciliten la relajación. Son más propicios los tonos cálidos, como el salmón, el rosa pálido, los ocres o el melocotón, para favorecer las relaciones.

En la habitación de los niños interesa que dominen los tonos pastel y los muebles y decoraciones con motivos alegres, que favorecen un ambiente agradable, tranquilizador y a la vez divertido para ellos.

Al poner orden interesa revisar los cajones, dejando lo imprescindible, y poner al día los armarios, deshaciéndose de la ropa que no se lleva desde hace un año o más, ya que ocupa espacio y no presta ningún tipo de servicio.

En la habitación de los niños es interesante disponer de una mesa libre de trastos para facilitar el estudio. Las paredes en un amarillo suave potencian la concentración.

En cuanto a los juguetes, lo ideal es guardarlos en un baúl o cajón que permanezca tapado, en lugar de colocarlos en estanterías.

EL BAÑO Y EL ELEMENTO AGUA

El baño es la zona de la casa consagrada a la higiene y donde uno se abandona al relax y a la tonificación que procura el agua. Exige, por lo tanto, una pulcritud escrupulosa.

Para la limpieza pueden usarse jabones ecológicos comerciales o productos naturales caseros. El bórax, un limpiador y desinfectante natural de venta en droguerías, puede sustituir a la lejía para limpiar el inodoro, la bañera, el lavabo y el suelo; el limón y el vinagre eliminan eficazmente los restos de cal en toda la grifería.

Si se quiere que esta estancia huela más a limpio, puede añadirse a la taza del inodoro unas gotitas de esencia de pino, limón, eucalipto o menta, o poner estas esencias a quemar en un quemador.

Ventilar bien y mantener cerrados la tapa del inodoro y los orificios de la bañera, el lavabo y el bidé también evita los olores procedentes del desagüe, así como una «baja energía», que según el fengshui puede esparcirse de esta ma-

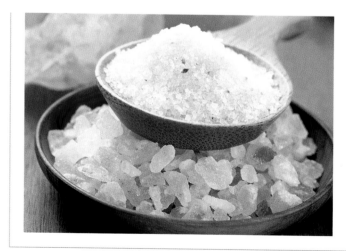

■ UN RITUAL RELAJANTE

Es importante limpiar, pero también lo es deshacerse de tensiones y dolores.

Para dar un relax al cuerpo se puede disfrutar del placer de un baño de sal gorda. **Se llena la bañera** de agua caliente, a unos 38 grados. **Se vierten en ella** unos puñados de sal gorda de cocina u otras sales.

Se remueve el agua y nos sumergimos unos veinte minutos, no más. **Sudar** es una reacción natural que forma parte de la depuración. **Tras el baño,** hay que quitarse los restos de sal con una ducha de agua limpia y arroparse.

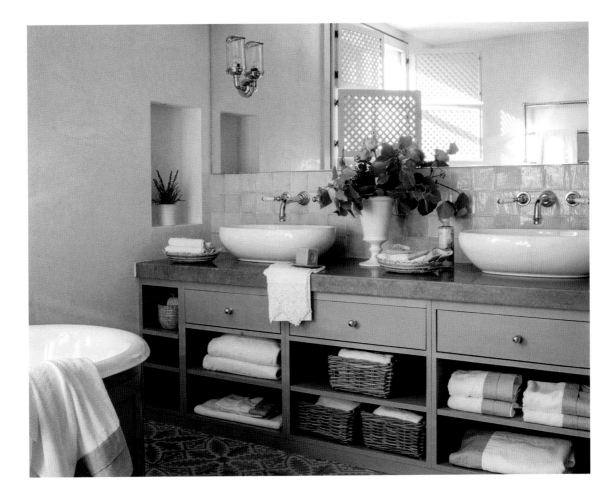

nera por el resto de la casa a través de estos orificios.

Si se dispone de luz natural y espacio en el baño, decorarlo con una planta –como un helecho, que requiere humedad y poca luz– aumenta la sensación de armonía. También ver las toallas dobladas y bien dispuestas, jabones naturales de colores para las manos y piedrecitas de río en un recipiente bonito.

Los mármoles, el travertino, el granito, el gres porcelánico, en combinación con muebles y accesorios de madera y mimbre, así como los azulejos tradicionales en tonos azu-les y verdes en contraste con el blanco, crean un espacio de gran pulcritud y belleza.

ABRIRSE A LO NUEVO

El hogar es una proyección de nosotros mismos, de quiénes somos y de cómo estamos. Limpiar las diferentes estancias, reubicar muebles, deshacerse de objetos y ropas que ya no sirven y poner orden es una manera de simplificar, de quedarse con lo esencial y despedirse de lo acumulado durante muchos meses, o acaso desde hace más tiempo, para hacer sitio a lo nuevo. Resulta gratificante en sí mismo porque, al acabar, el espacio íntimo se ve como se desea verlo.

Transmite satisfacción por la tarea cumplida y sensación de ligereza. Incluso puede generar una calma que favorece el equilibrio emocional y mayor claridad a la hora de llevar a cabo proyectos en cualquier tipo de ámbito.

Y es que en un entorno estimulante, acogedor y libre de interferencias, relajarse, escucharse y conectar con el propio mundo interior y con el de los demás resulta mucho más fácil.

LOS HÁBITOS QUE TE REVITALIZAN

¿Te cuesta empezar el día? ¿El cansancio te atenaza a media tarde?
Cosas tan sencillas como andar descalzo, mojarte las manos o cuidar
el ambiente que te rodea son gestos que te ayudarán a ganar energía.
Y no hay que olvidar el efecto negativo que la falta de vitalidad puede
tener sobre tu sistema de defensas.

● Hay ambientes que «roban» la energía, te hacen sentir más cansado o producen pesadez y dolor de cabeza. Otros te dan fuerzas para seguir adelante con la jornada. El cuerpo es como una pila que necesita activar sus propios electrones para funcionar con vitalidad. Para empezar a cargarte, después de salir del sueño, desperézate, estira los brazos, bosteza, levántate despacio y «despierta» tu cuerpo.

LA LUZ DEL SOL ES EL PRIMER ENERGIZANTE NATURAL

Por la mañana abre las cortinas ya que la luz del sol «apaga» la melatonina, la hormona del sueño, y activa el cortisol, una hormona cuyo ritmo circadiano se inicia con la salida del sol y pone en marcha la energía interna del organismo.

En la ducha, dedica tres minutos a realizar un masaje circular en el abdomen con un guante de crin en el sentido de las agujas del reloj y acaba con un chorro de agua más bien fría. La ducha fría puedes alargarla tres minutos (puedes acostumbrarte poco a poco, empezando por 30 segundos). Así activas el sistema cardiocirculatorio, subes el tono energético y refuerzas el sistema inmunitario.

CON UN AIRE MÁS PURO, UN DÍA MÁS VITAL

Durante el día, la carga eléctrica natural del aire determina la vitalidad del organismo. El aire contiene infinidad de sustancias nocivas que estresan los sistemas biológicos. Evita los ambientadores sintéticos, los detergentes y limpiadores con componentes tóxicos, los malos humos... todos ellos debilitan tu organismo. Si además de una ventilación deficiente, abusas de la calefacción, te sentirás más cansada.

ANDAR DESCALZO PARA DESCARGAR

Conectarse con la tierra –tocar el suelo con los pies, sin la mediación de los zapatos– permite descargar

◼ UNA BUENA NOCHE Y UN BUEN DÍA

Unas normas básicas ayudarán a tener un sueño de más calidad y a despertarse y aprovechar el día con plena energía.

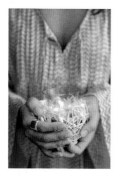

Al despertar. Desperézate, estira los brazos, bosteza, levántate despacio. Hazlo con la ventana abierta aprovechando el aire matutino. **De noche.** Utiliza luz tenue y cálida, así el cerebro pasa a la fase de descanso. Cena dos horas antes de dormir, te levantarás más vital. Duerme en un ambiente templado, pues ayuda a subir las defensas. **Desconéctate.** Evita teles, ordenadores y móviles en el dormitorio: interfieren negativamente en el descanso.

Crear espacios
agradables, en
los que te
sientas cómodo,
te ayudará a
vivir más relajado.

Inventa tus propios rituales para desconectar del estrés
y las preocupaciones y conectar con la energía de la tierra.
Basta un gesto, unos minutos de relajación, para sentirte mejor.

la tensión acumulada durante toda la jornada y el exceso de electricidad estática. Andar descalzos por la casa o con calcetines de tejidos naturales como el algodón te hacen sentir el efecto regenerador de la tierra. Por la misma razón elige fibras naturales para la ropa de cama, las cortinas, las tapicerías, las alfombras y la ropa interior. Al rozar con tu piel no generan electricidad estática, que además de crear una desagradable sensación, agota al organismo.

PISAR LA TIERRA O LA HIERBA

El efecto saludable de la conexión con la tierra es más potente si el suelo es un conductor eléctrico. Aprovecha para andar sobre el gres o el cemento. La madera es cálida y cómoda, pero no te descarga de electrones. Pero lo mejor es pisar la tierra o el césped, al aire libre, y si está ligeramente húmedo por el rocío (o porque acabas de regar), ¡te sentirás completamente renovado!

Andar descalzo no es el único truco. El contacto con el agua es igualmente energizante. Pon las manos bajo el chorro de agua y mójate las muñecas. Así eliminarás el exceso de electricidad y el estrés. Una ducha, sobre todo al final de la jornada, es un buen remedio para eliminar el cansancio y subir el tono vital en pocos minutos.

NO TE OLVIDES DE BEBER...
CON UNAS GOTAS DE LIMÓN

Por otro lado, hidratarse es básico para mantener el tono vital durante todo el día. Cuando notas sensación de sed, tu organismo ya está padeciendo estrés hídrico. Si, además, al agua le añades un ingrediente alcalinizante –como unas gotas de zumo de limón o el té verde– hidratarás las células y subirás tu nivel de energía, ¡cargarás tus pilas! Por encima de todo, evita el estrés, que desequilibra el sistema nervioso y agota las defensas.

Una vida más relajada es siempre sinónimo de más energía. Pero no te puedes relajar si estás continuamente pendiente de la pantalla del ordenador, la tableta o el teléfono móvil. Estos aparatos han llegado a nuestra vida –mejor dicho: ¡la han invadido!– y no hemos aprendido a dominarlos. Una buena idea es mantener el móvil en modo avión durante la mayor parte del día –y apagado por la noche– y ponerlo en línea solo dos o tres veces para recibir y contestar los mensajes. Si no te lo puedes permitir de lunes a viernes, ¡hazlo el fin de semana!

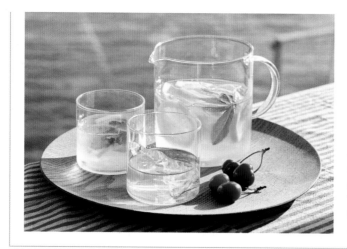

■ ATMÓSFERA VITAL

Hay cosas sencillas que puedes hacer en tu casa para sentirte con más energía.

Llénala de plantas. No solo depuran el aire sino que te conectan con la naturaleza, el entorno que nos da la vida. Cuídalas como seres vivos sintientes que son.
Usa un humidificador. Un ambiente seco y muy caliente favorece la aparición de iones «positivos» en el aire que te debilitan y te ponen de mal humor.
Confort térmico. Abrígate y baja un par de grados la calefacción: evitarás el resecamiento de piel y mucosas que favorece las infecciones.

El sol nos carga de energía. Abre ventanas y persianas y deja que sus rayos entren en casa.

NOTA IMPORTANTE: en ocasiones las opiniones sostenidas en
«Los libros de Integral» pueden diferir de las de la medicina oficialmente
aceptada. La intención es facilitar información y presentar alternativas,
hoy disponibles, que ayuden al lector a valorar y decidir responsablemente
sobre su propia salud, y, en caso de enfermedad, a establecer un diálogo
con su médico o especialista. Este libro no pretende, en ningún caso,
ser un sustituto de la consulta médica personal.

Aunque se considera que los consejos e informaciones son exactos
y ciertos en el momento de su publicación, ni los autores ni el editor
pueden aceptar ninguna responsabilidad legal por cualquier error
u omisión que se haya podido producir.

Créditos de los textos
© GANA ARMONÍA Y VITALIDAD: Jordi Sagrera-Ferrándiz: p. 8-13
© CADA DÍA, MÁS PROTEGIDOS: Mar Claramonte / Pablo Saz (p. 16-21);
Jordi Jarque / Cristina Sáez (p. 22-27); Gema Salgado (p. 28-33); Gerard Arlandes (p. 34-39);
Laia Monserrat (p. 40-43); Carme Valls-Llobet / M. Núñez y C. Navarro (p. 44-49)
© LA COCINA QUE NUTRE TUS DEFENSAS: Jaume Serra (p. 52-71);
Consol Rodríguez (p. 72-75); María T. López (p. 76-77 / p. 78-97)
© LA GRAN AYUDA DE LAS TERAPIAS NATURALES: Jordi Sagrera-Ferrándiz (p. 100-105);
Josep Sala (p. 106-109); Jordi Cebrián (p. 110-115); Antonia Jover (p. 116-119);
Mayra Paterson / Cristina Pellicer (p. 120-125)
© UNA CASA MÁS PROTEGIDA Y SANA: Montse Cano / Claudina Navarro (p. 128-131);
Gema Salgado (p. 132-137); Elisabet Silvestre (p. 138-141)

© de esta edición: RBA Libros, S.A., 2018
Avda. Diagonal, 189 — 08018 Barcelona
rbalibros.com
© 2017, RBA REVISTAS, S.L.

Coordinación de contenidos: Eva Mimbrero
Edición: Claudina Navarro
Diseño: Jordi Sabater
Maquetación: Marina Frank
Fotos: RBA, Shutterstock, Ikonos, Stockfood
Fotos Dr. Sagrera-Ferrándiz: Alfredo Garófano
Retoque fotográfico: Miriam Rapado
Preimpresión: AuraDigit

Primera edición: enero de 2018

RBA INTEGRAL
REF: RPRA388
ISBN: 978-84-9056-915-3
DEPÓSITO LEGAL: B. 28.479-2017

El papel utilizado para la impresión de este libro es cien por cien
libre de cloro y está calificado como papel ecológico.

Impreso en España - *Printed in Spain*